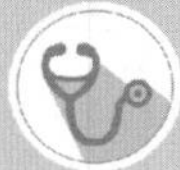

热带医学特色高等教育系列教材

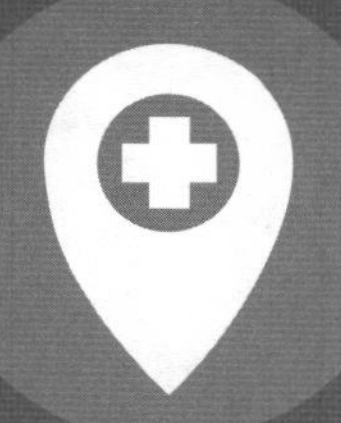

全科医学导论

顾申红　主编

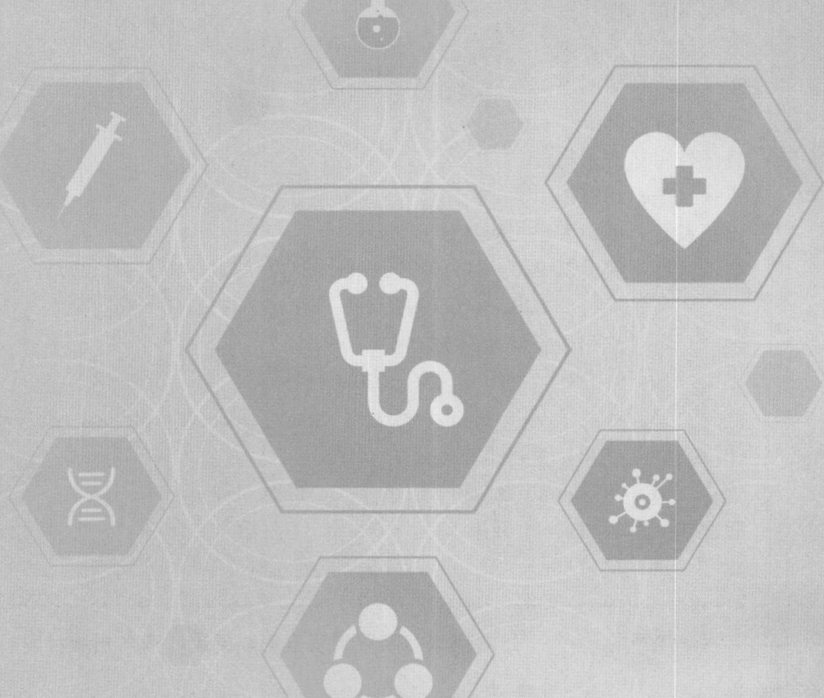

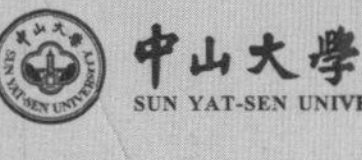

·广州·

图书在版编目（CIP）数据

全科医学导论/顾申红主编. —广州：中山大学出版社，2020.11
（热带医学特色高等教育系列教材）
ISBN 978-7-306-07037-1

Ⅰ.①全…　Ⅱ.①顾…　Ⅲ.①家庭医学—医学院校—教材　Ⅳ.①R4

中国版本图书馆 CIP 数据核字（2020）第 216589 号

出 版 人：王天琪
项目策划：徐　劲
策划编辑：吕肖剑
责任编辑：周明恩　罗梓鸿
封面设计：林绵华
责任校对：罗永梅
责任技编：何雅涛
出版发行：中山大学出版社
电　　话：编辑部 020-84110779，84110283，84111997，84110771
　　　　　发行部 020-84111998，84111981，84111160
地　　址：广州市新港西路 135 号
邮　　编：510275　　传　　真：020-84036565
网　　址：http：//www.zsup.com.cn　E-mail：zdcbs@mail.sysu.edu.cn
印 刷 者：广州一龙印刷有限公司
规　　格：787mm×1092mm　1/16　7.5 印张　188 千字
版次印次：2020 年 11 月第 1 版　2020 年 11 月第 1 次印刷
定　　价：32.00 元

编 委 会

主　　编： 顾申红

副 主 编： 何　颖

参编人员： 宋艳玲　纪新博　麦华德　曾望远
王雅纯　王晓茜　王兴海　周素云

审　　稿： 陈向红　郑　强

秘　　书： 林芸芸

前　言

Preface

全科医学在我国是一门新兴学科，随着经济的发展，政府对民生的关注，全科医学亦有了长足发展。2009年3月17日《中共中央 国务院关于深化医药卫生体制改革的意见》中提出“调整高等医学教育结构和规模。加强全科医学教育，完善标准化、规范化的临床医学教育，提高医学教育质量。加大医学教育投入，大力发展面向农村、社区的高等医学本专科教育，采取定向免费培养等多种方式，为贫困地区农村培养实用的医疗卫生人才，造就大批扎根农村、服务农民的合格医生”。2018年1月国务院印发的《关于改革和完善全科医生培养和使用激励机制的意见》提出“要向医学院校医学门类的学生开设全科医学基本理论的普及教学”，此教材正是顺应国家要求，基于当前全科医学教育与培训发展的需求编写。

本教材是与《全科医学概论》配套的先期指导书，可帮助学生对“全科医学”形成初步的认识，是从《全科医学概论》内容进一步提炼出基本概念、基本特点、全科医学现状及发展方向，简明扼要、重点突出，为学生下一步更好学习全科医学概论这门课程做好铺垫。除了详细阐述全科医学的历史、背景和全科医学的科学研究现状，简要介绍全科医学的基本概念、方法和特点，还专门阐述了海南省全科医师培养制度和现状，以及有关海南地方特色疾病的内容。本教材适合于医学院校在校医学生使用，还可作为住院医师规范化培训与基层卫生服务专业技术人员学习的参考教材。

由于编写时间较为仓促，也限于编写水平，在内容和文字上难免存在一些问题，恳请广大读者多提宝贵意见和建议，以使教材得到进一步完善。最后对在本教材编写过程中付出辛勤汗水的编审人员表示衷心的感谢！

顾申红

2020年12月3日

Contents

目　录

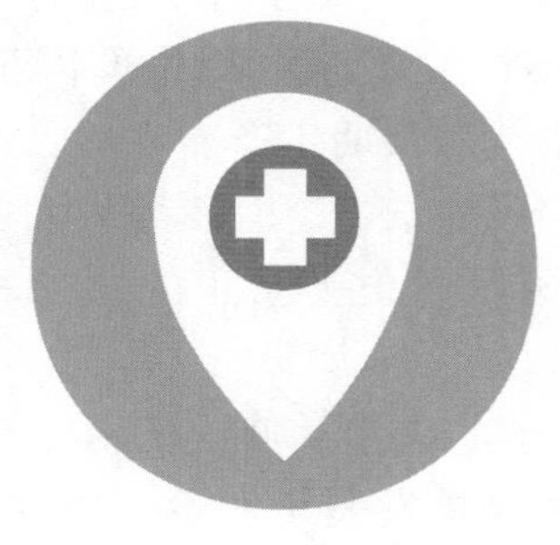

第一章　全科医学的历史与基本概念

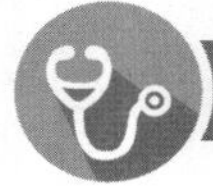

第一节　全科医学的产生与发展

一、全科医学产生的基础

人类从出生到死亡，都和疾病有着不解之缘。医者就是维护健康、抵御疾病的先行者。中国古代的医者常被称为“郎中”，他们运用朴素的自然哲学理论，采用草本药物、针刺、按摩、放血等诊疗手段，帮助病人战胜疾病、维护健康。在长期生产、生活、诊治疾病过程中积累了许多珍贵的医学理论，涌现了扁鹊、华佗、张仲景、李时珍等为大家所熟知的伟大医者。这些医者从不分科、善治“百病”，是中国医学史上真正的“通科医生”。

18 世纪以来，近代科学思想和科学技术的革命推动了医学的进步，使人们对于疾病和人体有了更为精确、深入的了解。奥地利医生 J. L. 奥恩布鲁格发明了叩诊；1857 年，巴斯德发现细菌是许多疾病的病因；1863 年，孟德尔著名的豌豆试验开创了遗传学的研究；1895 年，伦琴发现 X 射线；1940 年，青霉素问世，应用于许多感染性疾病的治疗。19 世纪初，药理学、诊断学等许多临床诊断辅助手段如血压测量、体温测量、体腔镜检查等的应用，丰富了临床诊断手段。麻醉法、防腐法和无菌法等让外科学得到了巨大发展。在这样的背景下，专科医生和亚专科医生数量剧增，全科医生逐渐衰落，数量减少。

医学的专科化推动了临床医学和基础科学的结合，专科医生在其相对狭窄的领域中的研究达到了前所未有的深度，但是医学专科化的弊端也愈发明显。专科医生无法长时间访视和守候病人，甚至无法对病人进行认真观察和细致问询。人们发现现代医学服务缺乏能提供连续性、综合性的医疗服务的医生，全科医学个体化的基础医疗照顾重新得到重视和发展。这个建立在现代医学、医学心理学、社会医学和行为医学等学科的基础之上的新的学科再度兴起、发展起来。

全科医学的复兴，与人口增长和老龄化、疾病谱和死因谱的变化、医学模式的转变、医疗费用快速增长以及医疗机构功能分化等因素密切相关。

（一）人口老龄化

第二次世界大战以后，世界各国社会经济飞速发展，公共卫生条件得到改善，促进了人类寿命的增长和人口数量的增加。人口老龄化是指总人口中因年轻人口数量减少、年长人口数量增加而导致的老年人口比例相应增长的动态过程。国际上，尤其是在亚洲地区，通常是以 60 岁及以上老年人口超过人口总数的 10%，或 65 岁以上老年人口超过人口总数的 7% 作为人口老龄化标准。

根据世界卫生组织（World Health Organization，WHO）公布数据显示，全球老龄化程度参差不齐。2015 年，日本 60 岁及以上老年人的占比至少为 30%，是全世界“最高寿”的国家，同时也是人口老龄化速度发展最快的国家。欧洲、大洋洲、北美洲、南美洲大部分地区、中亚和北亚及东南亚部分地区，60 岁及以上老年人占比为 10% ～ 30%。非洲、格陵兰岛、南亚和阿拉伯半岛 60 岁及以上老年人占比均低于 10%。到 2050 年，中国、伊

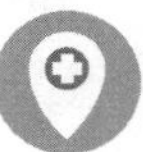

朗、加拿大、新西兰和欧洲大部分地区60岁及以上老年人占比可能达到30%。

我国是一个人口大国，2015年60岁及以上人口已达到2.22亿，占总人口的16.15%。预计到2020年，老年人口达到2.48亿，老龄化水平达到17.17%，其中80岁以上老年人口将达到3067万人。

人口老龄化一方面突出了老年人疾病、健康的问题，另一方面给国家和社会带来越来越严重的经济、医疗、保险、就业等问题。随着老年人身体的衰老，功能性和器质性疾病的发病率逐渐增加，慢性非传染性疾病的危害日益突出，老年人往往同时患有涉及多个器官的多种慢性疾病。有些家庭的子女不能长期陪伴在老人身边，其生活照料、精神慰藉等问题给个人、家庭、社会带来很多压力。医学的高度专科化无法解决老年人的这些综合性问题。同时，人口过多和老龄化加剧了卫生服务供需之间的矛盾。因此，各国公众和医学界聚焦于如何提供各种连续性、全方位的日常照顾，提高老年人的生活质量。

（二）疾病谱和死因谱的变化

20世纪初，各种急慢性传染病以及营养不良性疾病、寄生虫病等是威胁人类健康的主要疾病。随着生物医学防治手段和医疗保健事业的发展、公共卫生的普及以及营养状态的普遍改善等，疾病谱和死因谱中传染病及营养不良性疾病所占的比例逐渐下降。至20世纪末，疾病谱由传染性疾病及营养不良性疾病转向心脑血管疾病、恶性肿瘤等慢性非传染性疾病及行为疾病，后者成为重要的社会公共卫生问题和医疗费用过度增长的主要原因。

这些疾病的病因和发病机制复杂，首先是不良行为和生活方式，如吸烟、酗酒、饮食过度、偏食等，其次是生物学因素、环境因素和社会因素。且慢性病常涉及多个脏器和系统，病程长，随着疾病的发展，表现为组织器官功能进行性受损或失能，很难彻底治愈，终生为患。因此，慢性病需要医生与病人建立长期、稳定的健康服务，尽早让病人受到健康教育，掌握正确的生活方式，预防和控制并发症的发生，改善生存质量。

（三）医学模式转变

医学模式是医学科学的发展和医学实践活动过程中逐渐形成的观察和处理医学领域中有关问题的基本思想和主要方法。医学模式的发展大体经历了四个阶段：古代是神灵主义医学模式和自然哲学医学模式，后来依次经历机械唯物论医学模式、生物医学模式，最终发展到当今的生物-心理-社会医学模式（bio-psycho-social medical model）。

16世纪西方文艺复兴运动极大地推动了医学科学的发展，实验生理学、细胞病理学等基础医学的创立奠定了现代医学的基础，也标志着生物医学模式的建立。这一模式使人们开始从环境、生物、宿主三方面的关系认识疾病。其在生物科学的研究方面较之前得到了飞速的发展，使人类在传染病、寄生虫病、营养缺乏病及地方病防治等方面获得了巨大的成功，收获了第一次卫生革命的伟大胜利。但是，它片面强调人的生物性的弊端也越来越明显，如用生理、生化、基因的语言和用仪器检验的数据来解释人体的生命和疾病现象，阐述人体的病理、生理改变。但其注重局部定位思想和特异性病因观念。在其框架内没有疾病的心理、行为和社会因素的空间，更多的是冰冷的仪器和堆砌的数字，导致了疾病认识上的“只见病不见人”。在这种医学模式的理论框架中人和动物没有区别，而心理因素和社会因素在疾病发生、发展中的作用被忽视，个体生活的权利、人性的尊严无从体现。

随着人们物质水平的提高、社会公共卫生的改善，疾病谱从传染性疾病转变为非传染性慢性病，影响这些慢性病最主要的原因是社会因素和心理因素。为理解疾病的决定因素及达到合理的治疗和卫生保健模式，1977 年由美国医生 G. L. Engle 首先提出生物－心理－社会医学模式。这种新的医学模式理论认为：医学模式必须考虑到病人、病人生活在其中的环境以及由社会设计来对付疾病的破坏作用的补充系统，即医生的作用和卫生保健制度。新的医学模式就是为了改变人们以往的健康观念，从以单因单病、病在细胞为特征的生物医学模式中跳出来。其意义在于：在对病情作出诊断时，应当考虑生物的、心理的、社会的因素对于个体健康或疾病的相互影响作用。作出诊断的最好方式是进行多学科间的协同分析。在提出治疗方案的时候也应当考虑这三种因素的影响作用，做到同时处理病人存在的多方面的问题。生物－心理－社会医学模式强调了心理卫生和医务工作者与病人之间的关系的重要性，建立良好的医患关系能够改善治疗的进程，并主张无论是医学的科学研究、医生的诊疗模式或医疗保健事业的组织形式，都将根据新的模式进行调整，使之适应医学模式转变的需要。

（四）医疗费用快速增长

目前，我国医疗费用上升已是一个不争的事实。据相关数据显示，2015 年我国人均医疗费用的年度增长率为 14.33% ～ 18.24%，明显高于 2013 年我国人均国内生产总值（GDP）8.97% 的粗增长率。如果人均收入增长率低于医疗费用增长速度，意味着看病负担逐年增加，会导致因病致贫、因病返贫等社会现象发生。除了医疗费用的高涨，我国医疗还面临着卫生资源分配严重不合理的现状：从人才资源方面看，我国基层卫生技术人员的学历普遍较低，且高学历人才多集中于大中城市；从卫生资金配置方面看，我国城市居民人均卫生总费用为农村居民的 3 倍。许多高端先进仪器和设备大多集中在城市，而在农村地区，尤其是西部农村地区，甚至连基本的设备和仪器都配备不齐全。卫生资源分布的不均衡，给区域卫生规划、医院实行分级医疗、卫生资源的合理配置和使用带来了许多问题。医疗卫生服务享用不合理，一方面部分贫困人口不能得到很好的医疗服务，另一方面则存在着过度医疗的现象。而且，随着人们健康意识的提升，老年性疾病的相对增多，医疗手段的日益高科技化，都不可避免地增加了医疗费用的支出。而出现在人们视野里的全科医生，能以较低的医疗费用、较少的卫生资源获取较理想的医疗保健效果。

（五）医疗机构功能分化

1920 年，英国最早提出三级医疗的概念，也是世界上较早推行初级医疗卫生服务的国家。1957 年，WHO 提出三级医疗服务模式并建议各国实施。三级医疗卫生服务分别为：①基础保健，主要围绕常见病和多发病展开治疗性服务和预防保健服务。大量基层医疗卫生机构负责广大社区人群的首诊医疗保健及从上级医院转回后的后续服务。②二级医疗，主要承担一部分常见多发病的确诊和治疗，以及一般性疑难复杂疾病的诊断和治疗，负责处理急性病恢复期病人、术后恢复期病人及危重症稳定期病人的常见问题。③三级医疗则重点承担少见疾病和罕见疾病的诊断和治疗，由少数顶尖的三甲医院利用高技术处理急危重症和疑难复杂疾病。

我国过去的医疗机构，一级医院、二级医院、三级医院之间、各区域之间医疗资源不

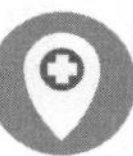

共享，不同级别、不同类别医疗机构之间的信息网络尚未建立，各级医院在诊治过程中互不联系。随着收入水平的提高，居民对医疗服务质量和生命期望值不断提高，出现大医院人满为患的现象。人们对基层诊治信任度不足、依从性不高，基层医疗卫生机构门可罗雀，优势医疗资源向大医院集中，基层医疗卫生机构的医疗设备闲置和浪费严重。我国在2009年提出“新医改”，2015年3月颁布《全国医疗卫生服务体系规划纲要（2015—2020年）》和《国务院办公厅关于推进分级诊疗制度建设的指导意见》，从疾病预防、健康教育、常见病和多发病诊治、疑难危重疾病诊治、康复等方面，明确各级各类机构的功能定位。不同级别的医疗保健机构可以分工合作。大医院将精力集中于疑难危重问题和高技术的研究，并推进基层医疗的学术与继续医学教育的发展；基层医疗卫生机构则投身于社区人群的基本医疗保健工作。全科医生作为基层医疗的主要人员，通过其预防导向的服务和一对一负责式的首诊医疗模式，减少疾病的发生、发展，病人可就近获得便宜而全面的服务。全科医生还肩负医疗“守门人”的责任，在病情需要专科医疗服务时，通过全科医生进行转诊，减少病人就医的不便和盲目性，从而提高医疗卫生资源利用上的成本效益。

二、全科医学发展简史

全科医学从起源、发展，到兴旺、衰落，以及再度复兴，经历了如下三个阶段。

（一）近代的通科医生

18世纪欧洲部分居民向北美大陆迁移，其中移居到北美的为数甚少的医生无法满足人们对医疗服务的需求。于是，这些医生打破原有的行业界限，开始全面学习外科学、内科学、药剂学等，成了无所不治的“多面手”医生，即医学史上最早的通科医生。他们在民间的医疗服务不分科，以健康需求为目标，是当时维护人类健康的主要医疗资源。19世纪初，这类具有多种技能的医生被英国的《柳叶刀》杂志命名为“通科医生”（general practitioner，GP），这就是最早的全科医生。医学生毕业后需通过内科医疗、药物、外科及接生技术的考试，可获得“通科医生”的开业资格。

在19世纪，西方约80%的医生都是通科医生，他们常在农村、社区开展医疗服务，上门行医，细心倾听病人及家属的诉求，亲自照料病人，不仅治疗生理上的病痛，还开解心理上的困惑，因此深获病人家属的信任和尊敬。

（二）医学专科化与通科医疗的衰落

中国古代的“郎中”和18世纪西方的healer都是历史上的通科医生，亦即全科医生的前身。随着社会变革以及科技技术、基础医学的发展，医学的专科化日益昌盛。医学不再依靠实践经验和整体思辨的诊疗模式，更强调依据科学实验进行临床思维及治疗疾病。其诊疗手段不断高科技化，对疾病的认识越来越深刻。专科医疗服务达到了黄金时期。青霉素问世、抗生素普遍使用、外科专科技术发展等医学的进步，使许多疾病得以治愈，人们对高科技医学崇拜至极。此时，以病人整体照顾为目标的通科医学受到了冷落，走向衰落，通科医生逐渐减少，20世纪40年代末，仅有不到20%的医生在社区执业。

（三）专科医疗局限性的显现与通科医疗的复兴

随着医学专科化的发展，其服务模式的内在缺陷逐渐显露。20世纪50年代后期，世界各国经济复苏，医疗卫生事业得到发展，人类寿命得到延长。但是随之而来的人口老龄化，疾病谱、死因谱的改变，及医疗费用的急剧上升等问题，使人们对公共卫生价值的认识提升到了一个新的高度。医学界重新意识到，能够提供长期、连续性医疗服务并全方面关注身心健康的通科医生是人类的健康需求。为了满足社会对通科医生的需求，1947 年美国成立了通科医疗学会，后更名为美国家庭医师学会（American Academy of Family Physicians，AAFP）。1968 年美国家庭医疗委员会（American Board of Family Practice，ABFP）成立，并于 1969 年成为美国第 20 个医学专科委员会，标志着家庭医学专业学科的诞生。

中国香港将 general 的译文从“通”改为“全”，以改变人们对“通科医生”只通不专、缺乏专业训练的印象，显示其服务全方位、全过程的特点。因此，家庭医生也可被称作全科医生。

1972 年，世界全科医师学会（World Organization of National Colleges Academies and Academic Associations of General Practitioners/Family Physicians，WONCA）在澳大利亚墨尔本正式成立，为全科/家庭医师提供学术交流和知识更新的讲坛，大力推动了全科医学的发展。

三、国外及国内全科医学发展的现状与前景

（一）美国

近百年来，美国临床医学同样也经历了医学专科化的发展、通科医疗的衰落以及全科医学的再度兴起。美国于 1969 年在世界上首先创建家庭医学学科，并逐步形成较为完善的全科医学教育模式。

1. 基层医疗服务

美国的家庭医生大多在社区开家庭诊所，提供基础医疗保健服务，少数人在大医院的家庭医疗科从事医疗与教学工作。人们出现不适时，首先就诊于自己的家庭医生，大部分的疾病由家庭医生诊疗。除家庭医疗外，家庭医生还可提供预防接种、儿童及老年保健、营养指导、精神卫生等医疗服务。当家庭医生无法处理病人的疾病时，会严格审核病人的转诊指征，将其转诊到专科医生处继续治疗，并对转诊后的病人进行更好的随访和照顾。

在美国，每个家庭参加医疗保险的时候都可选择一位在保险公司注册的医生作为自己的家庭医生，采用自由搭配、优胜劣汰的原则，既有利于基本医疗价格供应相对低廉，同时也有相对可靠的质量保证。

美国家庭医师学会是美国最大的全国性医学组织之一，该学会工作的目的是促进和维持家庭医师服务的高质量标准，使之能向公众提供连续性、综合性的卫生保健。

2. 教育培训

美国对全科医生的培养主要是医学院校的课程教育、毕业后教育和继续教育三个阶段。有志于从事全科医学的医学院校毕业生首先接受为期 3 年的住院医师培训，第 1、2 年主要在大医院或社区医院接受培训，但每周至少有 2 ～ 3 个半天到社区诊所实习，第 3 年主要在社区诊所接受培训。住院医师每年必须参加由美国家庭医疗委员会命题、组织的统一考试，合格者可进入下一阶段培训。培训结束后可参加全国统考，合格者可获得全科医生资格证书。执业注册的全科医生每 6 年必须参加美国家庭医疗委员会组织的全科医生资格再认证考试，通过者才能再次注册执业，如此保证了全科医生高质量的专业素养。

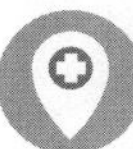

（二）英国

1. 初级医疗保健服务

1948 年，英国建立了国家卫生服务体系（National Health Service，NHS），主要包括以社区为基础的初级医疗保健服务及以医院为基础的专科医疗服务。英国的初级医疗保健服务构成了卫生服务系统中的第一道防线，在疾病的预防、诊断及治疗方面作用突出，致力于让所有英国居民享受条件允许的最好的免费医疗服务，费用由政府财政负担。每一名居民可以自由选择家庭医师，并与之建立稳定的医疗保健关系，便可免费享受 NHS 提供的医疗服务，病人在得到其家庭医生的同意时才能转诊到上级专科医院治疗。家庭医生为病人提供初级保健服务，替病人选择就诊的医院及专科医生，提供合理有效的卫生服务，提高诊疗效率，调节医疗资源。

2. 全科医学教育

在英国，医学生在本科阶段即进行全科医学教育，每名医学生必须学习由全科医生负责教学的初级医疗保健课程。完成 5 年本科学业后，成为英国全科医学理事会（General Medical Council，GMC）的注册医生，并进入为期 2 年的临床基本训练。成为全科医生前，还需接受为期 3 年的全科医生培训，其中 2 年在医院各个专科轮转，1 年在社区医疗服务。只有通过英国皇家全科医师学院（Royal College of General Practitioners，RCGP）组织的全科医生资格考试，成绩合格者才能上岗执业。英国的全科医生继续教育是没有强制性要求的，但大多数全科医生会主动要求参加继续教育，时间为每年大约 1 周，政府对此予以一定的奖励。

（三）澳大利亚

澳大利亚的卫生体系与英国较为相似，大部分的医疗支出由政府承担，同时为了减轻政府财政负担，政府鼓励居民购买商业医疗保险，社会医疗保险和商业医疗保险相互补充，形成了现行澳大利亚医疗保障体系。全科医生是提供医疗卫生服务的主力军，同时在医疗转诊服务中承担“守门人”的角色，帮助需要进行专科诊治的病人有选择地联系专科医生，合理调节卫生资源，控制医疗费用。

1958 年成立的澳大利亚皇家全科医师学会（Royal Australian College of General Practitioners，RACGP），负责制定全科医学医师教育、管理的政策和措施，组织全科医生的继续医学教育等工作。

澳大利亚的医学院校在本科阶段开设了社区医学课程，医学生毕业后需经过 1 年的实习医生培训，之后通过执业医生考试，申请成为住院医生，并经过 1 ～ 2 年的住院医生培训后，才能向 RACGP 申请进行为期 3 年的全科专科医生职业培训。该培训以医院和社区为背景，第 1 年在医院内培训，完成内、外、妇、儿、创伤和急救等不同科室的轮转实习；第 2 年在全科医生诊所培训基本和高级技能，包括全科医疗、社区卫生、预防保健等工作；第 3 年主要加强并巩固知识，培养解决疑难杂症的信心。培训结束后，需通过 RACGP 的资格考试，合格者才能获得全科医师资格。

为保证全科医生的高水准，全科医生每年须接受为期 4 周左右的脱产培训，每 3 年须参加国家组织的继续医学教育的考核，合格者才能继续执业注册。

（四）中国台湾地区

1977 年，台湾大学医学院附属医院首先试办 2 年制“一般科医师训练计划”，标志着中国台湾地区家庭医学教育训练工作的开始。发展至今，台湾的医疗模式在世界处于领先地位，并获得了世界卫生组织的认可。

台湾全科医学的发展与全民保健制度的完善有密不可分的关系。1995 年，台湾开始实行“全民健康保险”，在引导民众社区首诊方面起到很大作用，并试行家庭医生制度。台湾的家庭医生制度是开展医疗保险业务的基础，它以家庭为单位，对其提供持久、全面、协调、负责任的医疗照顾，将预防服务（特别是周期性健康检查）列为健康保险的必要内容，并与其建立良好的医患关系。2005 年，台湾全面实施家庭医生制度，推进社区医疗与保健照顾，基层医生被赋予“守门人”的功能，构建了完善的双向转诊制度，加速了整个医疗体系的运转，提高了医疗效率。

台湾的医学教育在高中毕业后开始，首先进行为期 7 年的专业学习，除须掌握基本医学知识和参与内科、外科、妇科、儿科、急诊等临床科室实践外，还特别加强了精神病学、家庭医学和社区医学的教育。毕业后再接受 3 年的住院医生训练，在医院各科室及社区诊所进行培训，特别注重人际关系与沟通技巧的培养，给予病人足够的人文关怀。成为一名全科医生后，每 6 年须至少修满专科医学会认可的继续教育学分，方能继续注册行医。

（五）中国大陆全科医学发展与前景

中国大陆于 20 世纪 80 年代引入全科医学相关概念。1993 年 11 月，中华医学会全科医学分会的成立是我国全科医学诞生的标志。

1997 年，《中共中央 国务院关于卫生改革与发展的决定》做出了“加快发展全科医学，培养全科医生”的重要决策。1999 年，全国全科医学教育工作会议的召开，标志着我国全科医学教育工作全面启动，进入规范化发展阶段。

2011 年，国务院发布的《国务院关于建立全科医生制度的指导意见》指出，我国将逐步建立以提高临床实践能力为重点，统一规范的全科医生培养制度，并提出到 2020 年要在我国初步建立充满生机和活力的全科医生制度，基本形成统一规范的全科医生培养模式和“首诊在基层”的服务模式的总体目标。该指导意见明确了全科医生的多方面激励机制。如全科医生可根据需要多点注册执业，可以在基层医疗卫生机构全职或兼职工作，也可以开办诊所。推行全科医生与居民建立契约服务关系。加强全科医生服务质量监管，并与医保支付、基本公共卫生服务经费拨付挂钩。创新全科医生激励政策和方式。建立以按签约居民数获得服务费为基础的新激励机制，完善到艰苦边远地区工作的津补贴政策。拓宽全科医生职业发展路径，完善职称晋升办法。

我国的全科医学教育发展目前正逐步完善。在我国，做一名全科医生需经为期 5 年的临床医学本科教育，学习临床医学本科相关课程，包括“全科医学概论”等。毕业后必须参加为期 3 年的全科医师规范化培训。目标是培养具有高尚职业道德和良好专业素质，掌握专业知识和技能，能向社区居民提供综合性、协调性、连续性的基础医疗保健服务的全科医生。

近几年来，发展全科医学、培养全科医生的事业受到我国政府的高度重视和人民群众

的普遍欢迎，我国的经济发展及科技进步也为全科医学的发展奠定了基础。因此，全科医学在我国具有远大的发展前景。

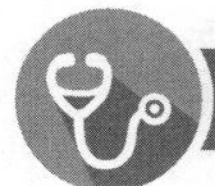

第二节　全科医学的相关基本概念

一、全科医学与全科医疗

（一）全科医学

全科医学（general medicine），又称家庭医学（family medicine），是一个面向个体、家庭与社区，整合了临床医学、预防医学、康复医学以及医学心理学、人文社会学科相关内容于一体的综合性的医学专业学科，属于临床二级学科。其专业领域涉及各年龄段、不同性别、各个器官系统以及各类疾病。其主旨强调以人为中心、以家庭为单位、以整体健康的维护与促进为方向的长期负责式照顾，并将个体与群体健康照顾融为一体。

1968 年，美国家庭医疗委员会成立，于 1969 年成为美国第 20 个医学专科委员会，标志着家庭医学专业学科的诞生。1993 年 11 月，中华医学会全科医学分会成立，标志着我国内地全科医学学科的诞生。

（二）全科医疗

全科医疗（medicine general practice）又称家庭医疗（family practice），是指全科医生所从事的医疗实践活动。它是在通科医疗的基础上，通过整合生物医学、行为科学和社会科学的最新研究成果而发展起来的一种新型的基层医疗模式。它不以病人的年龄、性别或器官、系统的疾病类型以及所应用技术、方法的特征来分科，而是主动为社区中的全体居民提供以个人为中心、家庭为单位、社区为范围的连续性、综合性、协调性、个体化和人性化的医疗保健服务。它是社区居民最容易得到、最亲切、最及时、最便宜、最周到、高质量的初级卫生保健服务。

美国家庭医师学会对家庭医疗的定义是：家庭医疗是一个对个人和家庭提供持续性与综合性卫生保健的医学专业。它是一个整合了生物医学、临床医学与行为科学等学科的宽广专业。家庭医疗的范围涵盖了所有年龄、不同性别人群，涉及每一种器官系统以及各类疾病实体。

全科医疗的特点包括以下几个方面：①强调持续性、综合性、个体化的照顾；②强调早期发现并处理疾患；③强调预防疾病和维持健康；④强调在社区场所对病人提供服务，并在必要时协调利用社区内外的其他资源；⑤最大特点是强调对当事人的“长期负责式照顾”。这意味着其关注中心是人而非仅仅是其所患疾病，并对其长期健康负有管理责任。

全科医疗是一种由医生发起的以人为本、以健康为中心、以需要为基础、以需求为导向的主动的医疗服务。因此，全科医生与其服务对象应该建立“契约关系”，随时关注他们的身心健康，对其主观和客观的、短期与长期的各种卫生需求做出及时评价和反应。由于国家与地区的不同，以及所处的卫生保健系统的差异，全科医疗所涉及的内容也会有所差别。如在乡村地区由于难以转诊，这里的全科医疗的服务范围就较城市地区广泛得多，往往包括接生、外科常规手术、各种内镜检查等。而在学校的保健中心，全科医疗除了日常门诊外，更注重青少年保健和心理咨询的实施。此外，在远洋航行的商船和海军舰艇上，在运动员训练基地、军营、机场、急诊中心等场所，都可设全科医疗诊所，其服务也会因对象的不同而具有各自的特色（如侧重于运动医学、职业病学、针灸、草药医疗等）。

二、全科医生

（一）全科医生的定义

全科医生是全科医疗的主要执行者，他们的经验和所受的训练使他们能从事内、外科等若干领域的服务，对于社区居民，不论其性别、年龄或所发生的躯体、心理及社会方面问题的类型，均能以其独特的态度和技能，提供连续性和综合性的医疗保健服务。必要时也能适度地利用社区资源，提供专科会诊和转诊，为个人及其家庭提供协调性的医疗保健服务。全科医生接受全科医学的专门训练，运用全科医学独特的原则和方法，着重于解决社区中常见的健康问题。全科医生是与病人首次接触的医生，他们以家庭、社区为场所，提供以门诊为主体的医疗保健服务，是病人及其家庭需要的所有医疗保健服务的协调者，是社区卫生服务的组织者和实施者，是高质量的初级卫生保健的最佳提供者，是终身学习者和奉献者，必要时还充当咨询者、教育者、辩护者、牧师、朋友、政治家的角色。

简而言之，全科医生是对个人、家庭和社区提供优质、方便、经济有效、一体化的基础性医疗保健服务，进行生命、健康与疾病的全过程、全方位负责式管理的医生。为此，全科医生必须对服务对象的卫生服务需求和各门相关学科的发展保持高度的敏感性与开放性，从而能全方位汲取营养，在理论与实践的结合中不断完善自身。

（二）全科医生的素质

一名合格的全科医师，须具备以下特定的专业素质。

1. 强烈的人文情感

全科医疗是以人为本的照顾，全科医生必须具有对人类和社会生活的热爱与持久兴趣，具有同情心、责任心和耐心，善于与病人进行感情交流，善于满足病人的需要，这种人文情感是当好全科医生的基本前提。

2. 娴熟的业务技能

全科/家庭医学，涉及社区常见疾病的各临床学科（包括中医学），乃至遗传学、心理学、行为科学、流行病学、统计学、预防医学、伦理学、社会学、经济学等学科中的相关知识技能。掌握现代医学的先进技术和知识，具有相对较高的技术水平，对于胜任全科医疗工作都是不可缺少的。

3. 出色的协调意识

全科医生工作处处涉及病人、家庭与社区健康管理，以及社区卫生服务团队管理等。因此，全科医生在集体环境中必须具有协调意识、合作精神和足够的灵活性、包容性，从而成为团队的核心，与各方面保持和谐的人际关系。

4. 执着的科学态度

为了保持与改善基础医疗质量，科学态度和自我发展能力是全科医生的关键素质之一。要善于通过自学、继续教育等，学习评价自身技能与行为，不断获得自我发展。

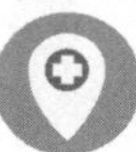

（三）全科医生的基本能力

1. 处理常见健康和疾病问题的能力

能熟练应用全科医学的原则和方法处理社区中常见健康问题；善于鉴别病人的患病状况，能及时对急症病人进行必要的处理，准确把握转诊时机；能在社区医疗实践中整合其他专科的知识和技能，整合健康教育、心理咨询、心理治疗等技能，适当运用中西医结合的治疗方法，在日常工作中提供以基本医疗为主，预防、诊疗、保健、康复及健康管理一体化服务。

2. 评价个人心理、行为问题的能力

能熟练评价和处理各种行为问题，包括生活事件与应激反应，性格问题，性问题，饮食与营养问题，吸烟、酗酒、药物成瘾问题，儿童、妇女、老年人的特殊问题。熟悉身心疾病的发病机制，掌握心理诊断、心理治疗和心理咨询的基本技能。

3. 家庭评估、家庭访视的能力

能熟练评价家庭的结构与功能、家庭生活周期和家庭资源状况；善于鉴别有问题的家庭及其患病成员，能准确评价家庭功能障碍与个别患病成员之间的互动关系，充分利用家庭资源，为病人提供以家庭为单位的服务；为个人及其家庭提供预防性咨询服务；帮助个人及其家庭解决其存在的问题。

4. 服务社区的能力

具有较强的社会工作能力，能顺利协调和利用社区内外的医疗和非医疗资源，组织必要的社区调查，运用卫生统计和流行病学的方法全面评价社区健康状况，制订和实施社区卫生计划；能对流行病、传染病、职业病、地方病和慢性病进行有效的监测和控制；能胜任初级卫生保健的组织与实施工作，并为社区中的不同人群提供综合性的预防保健服务。

5. 处理医疗相关问题的能力

能妥善处理在医疗过程中可能会遇到的社会与伦理问题，如为病人保守秘密、尊重病人的隐私权、科学理解死亡的定义、熟悉临床药物试验的有关规定、正确对待安乐死等问题；熟悉有关的法规，在维护病人及其家庭最佳利益的前提下，尽量避免医疗纠纷的发生。

6. 自我完善与发展的能力

具有较强的医疗管理能力，善于把握卫生事业改革与发展的规律与方向；能利用各种机会学习新的知识和技能，不断取得进步；能熟练查阅文献资料，在专家的指导下开展科研和教学工作，并善于应对各种各样的困境和挑战。

（四）全科医生的角色

1. 个人与家庭方面

（1）医生：全科医生是医学专业人员，是临床医生，是服务对象健康的“守护人”。负责常见健康问题的诊治、病患的照顾和全方位健康管理，包括疾病的早期发现、干预、康复与生命终末期服务。

（2）健康监护人（代理人）：负责服务对象的健康维护，促进其健康生活方式的形成，对疾病危险因素进行筛选和干预。

（3）咨询者和教育者：提供健康与疾病的咨询服务。利用各种机会和形式，对服务对象（包括健康人、高危险人群和病人）随时进行深入细致的健康教育，保证教育的全面

性、科学性和针对性，并进行教育效果评估。全科医生还承担医学教育工作，包括对医学生、住院医生、护士、社工人员等进行全科医学的教育和培训等。

（4）卫生服务协调者：作为病人及其家庭的医疗代理人与其他医学专业人员、医疗服务机构进行沟通协调，负责为其提供协调性服务，包括动用家庭、社区、社会资源和各级各类医疗保健资源，与专科医生形成有效的双向转诊关系。

2. 医疗保健与保险体系方面

（1）“守门人”：作为首诊医生，为病人提供所需的基本医疗服务，解决大多数人一生中所遇到的大多数的健康问题，对少数需要专科医疗者选择适时、适当的会诊与转诊。作为医疗卫生资源的“守门人”，严格依据有关规章制度和公正原则、成本-效益原则从事医疗卫生活动，把守卫生资源和医疗保险“门户”，在帮助病人获得医疗卫生资源的同时，协调卫生资源的合理使用。

（2）团队管理及教育者：作为基础医疗卫生服务团队的核心人物，在日常医疗保健工作中管理好人、财、物，协调好医护、医患关系，以及与社区社会各方面的关系；组织团队成员的业务发展、审计和继续教育活动，保证服务质量和学术水平。

3. 社会方面

（1）社区与家庭的成员：作为社区健康维护的领袖人物，组织各项健康促进活动，与社区和家庭建立良好的人际关系，推动健康的社区环境与家庭环境的建立和维护。

（2）社区健康组织者与监测者：协调和组织社区各方面积极因素，积极建立网络式社区健康管理架构，利用各种场合和机会做好居民健康促进、疾病预防和全面健康管理等工作。建立健康信息网络，运用各类健康档案协助做好疾病监测和卫生统计工作。

三、全科医生的学术组织

美国家庭医师学会（AAFP）是美国最大的医学组织之一，成立于1947年，总部位于堪萨斯州伍德市，其建立的初衷是提高美国家庭的医疗质量和水平。美国家庭医师学协会提出将家庭医学设为一个专门的医学专业，这个提议在1969年得到了美国医学专家委员会的一致通过。目前该学会的会员数量超过10万人。

世界全科/家庭医师学会（WONCA）于1972年在澳大利亚的墨尔本成立，成立了全国性全科医学团体的国家即可申请成为WONCA的会员国，同时各国的全科医师及其教师亦可申请成为WONCA的个人会员。它又按地区分为亚太、欧洲、北美、非洲等区域组织，各区域每年召开一次区域年会，总会每三年召开一次世界大会，为全科医师提供学术交流和知识更新的讲坛。

中华医学会全科医学分会的创办，标志着我国全科医学的诞生。它为全科医生提供信息交流平台，及时传递全科医学在世界范围以及我国发展的动态信息，丰富全科医生知识架构，不断提高全科医生的技能。

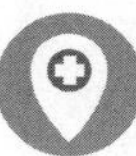

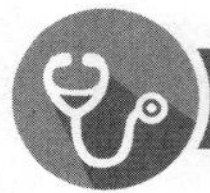

第三节　全科医学、全科医疗与相关学科的关系

一、全科医疗与专科医疗的区别与联系

（一）服务宗旨与职责上的区别

全科医疗与专科医疗虽然都是以现代医学科学为基础，研究和处理人的健康问题，但它们各自拥有不同的学术领域和服务范围。

全科医疗与专科医疗负责健康与疾病发展的不同阶段。全科医生负责病人诊断治疗的全过程，负责协调各项医疗活动，包括初始诊断、治疗、转诊、会诊、病情及治疗效果监测及随诊；对于慢性病病人，他们的协调功能尤为重要。相比之下，专科医疗负责疾病形成以后一段时期的诊治，是不定期发生的、有重点的及高强度的医疗服务。

专科医疗是在现代医学多年来研究成果的基础上发展起来的，其宗旨是根据科学对人体生命与疾病本质的深入研究来认识与对抗疾病，其工作方式是在医院里以越来越复杂而精密的仪器装置分析和解决与疾病相关的机体与病原问题。当遇到现代医学无法解释或解决的问题时，专科医疗就不得不宣布放弃其对病人的责任。在这种意义上，专科医生类似于“医学科学家”，其工作遵循“科学”的模式，其责任局限于医学科学认识与实践的范围，其最高价值是科学性，即充分体现了医学的科学性。病人出院或就诊结束后，专科医生对病人的管理责任即刻终止，因而难以掌握病人回家之后的后续治疗情况。

全科医疗负责健康时期、疾病早期乃至经专科诊疗后无法治愈的各种病患的长期照顾，其宗旨所关注的核心是人，而不是疾病。全科医疗强调全科医生既服务于个人、也服务于群体，既服务于病人、也服务于健康人群，为其提供长期负责任的照顾。全科医生遵循“照顾”的模式，其责任既涉及医学科学，又延及与这种服务相关的各个专业领域，其最高价值既有科学性，体现了医疗服务的周全性。学科思维的完整性，以及新医学模式指导下的高素质医疗服务，又顾及服务对象的满意度，充分体现了医学的艺术性。

全科医疗对于病人的健康管理责任是无止境的，全科医生对其服务对象的管理范围包括病人从专科医院转诊回来后的后续治疗方案，病人是否继续保持遵医行为，其家庭或社区环境是否有利于其治疗与康复，这些都属于全科医生的管理范围。

（二）服务内容与方式上的区别

专科医疗位于医疗服务系统中的高尖部位，主要利用各个专科的高科技诊疗手段，动用昂贵的先进医疗资源，解决少部分人存在的疑难、复杂、紧急、危重疾病。专科医疗是分科的，各个专科仅负责自己专业范围内的服务，专注于本专科疾病的深入研究与分析，促进本专科理论与实践上的发展，在各自的医疗范围内属于权威所在。

全科医疗构成医疗服务系统宽大的根基，以基本的医疗技术、低廉的成本解决大多数人的常见的健康问题，以及各类专科无法治愈和需要长期照顾的慢性病，合理分配家庭和社会的医学资源，分担上级医院的医疗负担。全科医学并不分科，而是负责不同年龄、不同性别人群的健康问题。

（三）全科医疗与专科医疗的联系

全科医疗和专科医疗都是卫生服务系统的重要组成部分，二者存在诸多差异的同时，按合理的比例分配布局，呈现出互补互助的局面。

1. 全科医疗与专科医疗各司其职

大医院处理各类急危重症的诊治，进行更加精细的分工，加深对疾病发病机理的钻研，推进高科技诊疗技术研究。在大医院无法顾及的方面，基层医疗机构全力投入到社区居民的健康保健工作中，在对生理、心理、社会环境等方面的理解基础上，为个体和家庭提供初级、连续、综合、整体的医疗服务，以更好地体现以人为本的健康疾病管理理念。

2. 全科医疗与专科医疗相互合作

全科医生通过对病人的疾病管理，制订有人情味的治疗方案，根据病情变化及时调整治疗方案，在必要时根据病情合理地将病人转至相关专科治疗。全科医生在基层解决大部分人的大部分健康问题，分担大医院的压力，合理分配医疗资源。大医院的专科医生仅需处理少数病人的确诊和住院治疗，在富余的时间内可进行高层次的学术研究，推动医疗科学发展。同时可作为医学教育体系的储备系统，并为基层的全科医生提供医学继续教育，有助于全科医生医学知识的全面和系统提升，更好地与专科医疗链接。

3. "无缝式"服务

为了提供覆盖生命全过程、疾病发展各个阶段的"无缝式"医疗服务，全科医疗和专科医疗结合不同机构，根据病人需求，组织个人、群体、医院之间的连续性服务系统，建立双向转诊模式，做到小病放心在社区，大病顺利进医院，康复愿意回社区。全科医生在处理社区人群初级健康问题的同时，对个人进行长期健康管理，掌握病人生理、心理、家庭等方面对疾病的影响情况。在转诊过程中，全科医生可为专科医生提供病人详尽的病史和生活环境等信息。转诊后，全科医生可继续跟进病人的治疗情况，协助专科医生与病人之间的交流，提高诊疗质量。度过急性期、危险期的病人可转回社区进行后续治疗，全科医生继续提供廉价、方便、贴心的医疗服务。全科医生与专科医生在针对共同疾病或共同病人进行丰富的交流时，不断促进和巩固双方对疾病在不同阶段的了解，有利于全面改善医疗服务质量与提高医疗服务效率。

二、全科医学与社会医学、社区医学、"替代医学""补充医学"的关系

（一）全科医学与社会医学的关系

社会医学是研究社会因素与健康和疾病相互联系及其规律的一门学科，并指导制订各种社会措施，增进人群身心健康，它综合了生物医学与社会学的研究方法及成果，是社会学和生物医学之间的交叉学科。社会医学有着较长的历史发展过程，社会的进步、科学技术的发展、疾病谱的改变、生物－心理－社会医学模式的转变使社会医学应运而生。社会医学强调社会大卫生观，即人人参与卫生保健服务。

全科医学从社会医学得到启示，以生物－心理－社会医学模式和新型健康观作为理论基础。社会医学侧重研究社会与疾病和健康之间的关系，社会医学运用社会大卫生观，指导、组织社区卫生服务。社会医学能在全科医学开展社区卫生服务时，提供关于社区居民需求问题的研究方法。全科医学将社会医学的理论、方法与全科医生的日常服务相结合，

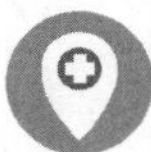

扩大了社会医学的应用范围并丰富其内涵，提高了社会医学研究成果的可操作性。

（二）全科医学与社区医学的关系

社区医学是一门研究如何维护和促进人群健康的医学学科。其通常借助社会医学、预防医学的观念和理论，利用流行病学与卫生统计学的基本方法，调查收集信息和资料，并对此进行统计、分析和评价，确认社区卫生问题、确定优先问题（即社区诊断），并动员社区民众、利用社区资源，维护和促进社区人群的健康。

全科医生可提供个人－群体一体化照顾，在群体目标上，社区医学与全科医学一致。全科医生通过接触个别病例，及时地预测或掌握有关疾病在社区中的流行趋势和规律，同时可迅速采取有效的预防和控制措施，以便及时阻止有关疾病在社区中的流行。而全科医生及其团队在社区医学实践中所获得的资料、资源和组织系统，则为全科医疗在社区的实施奠定了坚实的基础。

（三）全科医学与“替代医学”“补充医学”的关系

所谓补充与替代医学是指独立于西医之外的多种保健、治疗体系或方法的统称。补充与替代医学是个相对的概念，是为区别于传统西医而人为定义的。其内容主要包括独立的替代医学系统，如顺势医学等；精神和意念疗法，包括打坐、祈祷、音乐疗法等；具有生物学基础的疗法，如营养补充剂、草药、维生素等；机体调整疗法，包括脊柱调整治疗、骨骼调整治疗、按摩疗法等；能量疗法，包括气功、触摸疗法、电磁疗法等。许多人在罹患疾病时，无论是否经过现代医学的诊治，都有过自行选择上述疗法的经历。特别是遇到各种慢性疾病和癌症等问题时，病人普遍希望通过寻求替代或补充医疗来缓解或治疗病情。尽管补充与替代医学方法也不一定能治愈这些慢性或晚期疾病，却可以给病人提供一些安慰，改善其生活质量，乃至延缓疾病的进展。

替代及补充医学的广泛应用，反映出现代医学的局限性。全科医生必须了解、熟悉各种替代与补充医学的知识，用科学方法研究和评定各种补充替代医学疗法和产品的安全性及有效性，并加强对病人关于此类疗法的健康教育，指引他们正确使用，尽量避免不恰当的疗法给病人带来的伤害。

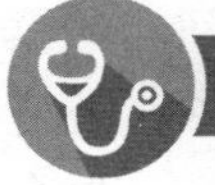

第四节　全科医学健康照顾的基本原则与服务形式概述

一、全科医学健康照顾的基本原则

全科医学的基本原则是全科医疗的理论基础，是全科医学学科的总纲，是全科医疗行业的准则，是全科医生临床工作的指导原则。全科医学个体－家庭－社区一体化的健康照顾原则是指综合以人为中心、以家庭为单位、以社区为范围的一体化医疗保健服务技能，全面维护健康。全科医疗不仅面向前来就诊的个体、也诊疗他们的家庭及社区环境的疾病隐患。全科医学的基本原则包括如下几个方面。

1. 以人为中心的照顾

全科医学“以人为中心”的健康照顾，其内涵包括以下四个方面。

一是全科医生必须具有关怀人、敬畏生命、相互尊重的人道主义精神。全科医生重视病人胜于重视疾病本身，他把病人视为有个性、有感情的人，而不仅是疾病的载体，注重伦理胜于病理，注重满足病人的需要胜于疾病的诊治，注重提供以人为中心的服务。二是全科医生必须确立人的整体观，将每个人独特的生活环境、社会关系、心理等因素和多个器官、系统的生理、病理因素结合起来，综合分析及评估每个人的健康情况。三是全科医生必须掌握人的个性与疾病的共性关系。在掌握书本上传授的疾病的共同规律的基础上，重视因个人体质、生活环境、心理状态的不同带来的疾患不同的症状表现和治疗成效。四是全科医生必须善于调动和发挥病人的主观能动性，在疾病治疗的过程中得到病人的主动配合，改变其不良的生活习惯和行为方式，使其形成合理的饮食结构，让病人为自己的健康负责，这对促进社区居民的健康极为有利。

全科医学是面向病人、家庭与社区，整合临床医学、预防医学、康复医学以及人文社会科学的相关知识技能于一体的新型临床二级学科，是诊断、治疗和预防疾病，维护和增进健康的学科。其内容包含科学性、技术性和人文性。全科医学具有科学性，从解剖学、生理学、病理学、药理学等角度来解释每个人的生老病死。除了病史采集、体格检查、常规诊疗器械运用等临床专业技术外，全科医疗的技术还包括预防保健和康复技术、家庭服务及护理技术、人群健康管理与资源管理的技术、团队协作管理的技术等诸多方面。人文性体现在医学照顾是以生理与心理存在暂时性缺欠的人为对象，因此，处于此种特殊情景中的人需要特别的关怀，对人的生理与心理的关怀体现出全科医学以人的健康为本的目的。医学技术是全科医生救治病人的手段和工具，医学人文精神是全科医生应具备的优秀品质并体现于医疗的全过程。

全科医学处理的多数是早期的、未分化的、自限的和更多心理、社会层面的疾病，也包括康复期的和需要终身医学照顾的疾病。全科医生通过对病人病例或问题的关注、思考与理解来展现其对病人家庭背景和社会文化知识、医疗技能的掌握与运用程度，全科医生富有人情味的语言和行为也会促使病人认知能力提升，使他们强化合理的医疗思维，并影响他们理解和贯彻“知情同意”的临床实施。双方彼此互相促进去思考和理解各自的角色与行为，使得医疗过程能顺利完成。这种互动性的思考与理解，在认知领域中体现出的医学人文精神会使全科医生的行为更加规范、理性，在处理各种复杂的专业和个人问题时具有更丰富的手段与策略。全科医生在治疗某一病人时，除充分应用最佳临床证据外，还应结合现有医疗资源，细致考虑基层医生与病人的环境，以及我国现阶段国家、社会、群众的经济承受能力，根据自己的知识和经验，制订合理的诊疗方案，以充分满足病人的治疗需要与心理需求。所以，全科医学坚持科学、技术、人文的统一，使其具有区别于其他临床学科的鲜明特色。

2. 以家庭为单位的照顾

家庭结构功能等对疾病的发生、发展、转归有着重要的作用，是全科医疗服务可利用的重要资源。“以家庭为单位的照顾”主要涉及以下三个方面的内容。

第一，个人与其家庭成员之间存在着相互作用。一方面，家庭拥有各种有助于维护家庭健康的资源。另一方面，家庭的存在也可以引起某些疾病的遗传或其在家庭内的传播而不利于家庭成员健康。深入了解病人与其家庭之间的相互影响和相互作用，有助于找出病

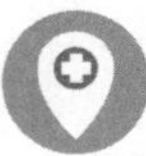

人真正的病因，了解病人最迫切的需求，制订出最适合病人的治疗方案。第二，家庭生命周期理论是家庭医学观念最基本的构架，家庭生命周期反映一个家庭从形成到解体呈循环运动的过程，其研究强调家庭随时间的各种变化，并解释家庭在不同时期的变迁，以说明家庭在不同发展阶段上的各种任务和需求。全科医生要善于了解并评价家庭结构、功能与周期，及时发现可能影响家庭成员健康的隐患，尽早进行恰当的干预，将隐患扼杀在摇篮中。第三，以家庭为单位的照顾原则，有助于发现病人有意义的病史和真正的病因，还可以改善病人的遵医嘱行为。有时还能发现就诊者以外真正的病人——往往真正的病人并非前来就诊者，而是家庭其他成员甚至整个家庭。

3. 以社区为范围的照顾

以社区为范围的健康照顾也是全科医学的基本原则之一，它具有三个明显特征。第一，有利于消除健康隐患，营造良好的社区健康环境。社区环境是个人及家庭健康和疾患的重要背景，通过对社区经济、文化、机构、人力资源、公共卫生环境等因素进行分析、诊断、管理，有利于形成较完善的社区健康促进网络。全科医生需善于与社区居民沟通交流，才能更有效地维护社区居民健康。第二，有利于充分利用社区资源为社区民众提供综合性的服务。全科医生立足于社区，对社区的文化背景、发展历史、政治倾向、流行疾病，和社区居民的患病情况、生活方式、基本需求，以及社区机构的可利用资源等十分了解。对调整各类关系、整合力量、合理利用有限的卫生资源等十分有利，能最大限度地满足社区居民追求健康生活的要求。第三，有利于提高基础医疗的针对性和全科医疗的整体水平。以社区为导向的基础医疗重视社区、环境、行为等因素与个人健康的关系，全科医生根据对社区卫生问题、疾病谱、健康水平等方面的调查结果提出社区的卫生计划，对重点人群进行健康监测和健康教育，合理分配利用社区资源，解决社区卫生问题，满足社区基本卫生服务需求。

例如，在接诊一名高血压病人时，全科医生必须考虑家庭、社区与个人之间的互动关系。在个人层面上，全科医生除了拟定个体化的降压药物治疗方案外，还需对其进行饮食、运动上的指导，纠正其不良的生活习惯（如吸烟、饮酒、熬夜等），通过健康教育鼓励病人主动参与高血压的治疗过程；在家庭层面上，通过家庭访视了解病人的家庭结构、经济条件及其他患有高血压的家庭成员情况，有时能发现高血压病人的真正病因是来自家庭变故，全科医生需善于动员家庭资源，协助高血压的长期管理，还可通过适当的咨询干预及时化解影响家庭成员血压升高的潜在危机，改善其家庭功能；在社区层面上，如果在短时间内接诊了远超平时数量的高血压病人，除了对每名病人进行妥善治疗外，还需在事后追踪这些病人的来龙去脉，了解其所属单位、团体或住宅区域可能发生的重大生活事件，评估其对高血压病人的负面影响，并运用流行病学等相关学科理论提出合理的社区干预计划。

二、全科医学健康照顾的服务形式

1. 以预防为导向的照顾

在服务形式上，全科医学是集预防、医疗、康复于一体，具有综合性、持续性的复合型医学。从综合性来说，全科医学是一个面向社区与家庭，整合临床医学、预防医学、康复医学及相关人文社会科学于一体的新型医学专科。持续性则是以人为中心，对人生各阶段以及从健康到疾病各阶段的长期负责式的健康管理模式，同时兼顾个人背后的整个群体，以及个人－家庭－社区之间的关系。对比专科医学主要只负责疾病形成以后一段时期的诊治，解决相关专业范围内的问题，全科医学更加注重医学学科横向联系，从中预防发病原因、发现问题、处理问题，这需要相关的卫生服务机构之间的协调、整融，相辅相成。同时，需强调的是，全科医学不是“全能医学”，更不代表全科医生优于其他专科医生。全科医生在全科医学的背景下，要基于所管病人的个体化特点，整合周围的医疗资源，起到全面负责与协调的作用。社区卫生服务机构应完善“六位一体”医疗资源，为全科医生提供便利的工作条件，保障辖区居民的健康需求。

2. **持续性照顾**

生命的持续性决定了医疗服务必须是持续的，医疗服务持续性的本质内涵是对健康全过程、全方位地尊重，不同层次的医疗服务持续性都体现了这一本质特征。全科医疗的持续性包括以下三个方面：①人类生命的全过程。健全地出生，从围生期开始到婴幼儿的生长发育，要体现和做到优生优育；健全地成长，从学龄前到青少年的保健，要使一个人成长为心理健康、体魄强健的健康者；健全地老化，做好中老年的慢性病管理，推迟一些退行性疾病的发病年龄，使一个人进入老年后能健康、长寿，直到其安宁达观地告别人生。②健康－疾病－康复的各个阶段，全科医疗对其服务对象负有一、二、三级预防的责任，从健康促进、危险因素的监控，到疾病的早、中、晚各期的长期管理。③无论何时何地，全科医师在确定照顾计划时应考虑到时间与地域的持续性，包括服务对象出差或旅游期间、甚至住院或会诊期间，都对其负有持续性照顾的责任，要根据病人的需要，事先或随时提供服务。这也就意味着无论医生是否亲自提供照顾，他都能得到病人的相关连续资料。

全科医疗的持续性还体现在病人在某一特定的医疗保障制度下在不同层次医疗机构间转诊所获得的医疗服务是相互衔接、无缝隙的，以及病人在某一层次医疗机构就诊获得的医疗服务是全程、无缝隙的。保证社区居民在每一个就诊时段都得到应有的照顾和关怀。

持续性照顾需要做到三个方面的工作。首先，全科医生需要完善首诊负责制度，即病人在第一次就诊医疗机构的首位接诊医生对病人此次就诊的安排、处置负责，根据病人的病情，可以直接实施诊疗措施，可以安排会诊、转诊和住院等各项处置措施。这是病人在此次就诊过程中医疗服务能否做到无缝衔接的首要环节。其次，基层医疗机构与上级医院之间要建立良好的双向转诊关系，在病人病情需要的时候能够合理地转诊病人，使病人能够获得系统性、持续性的医疗服务，而不会由于为病人提供医疗服务的医疗机构的变化而中断医疗服务提供的持续性，或者重复提供不必要的医疗服务。因此，在各个医疗机构间合理转诊病人，成为医疗服务持续性的关键环节。最后，全科医生需要做好健康教育、预防、保健和慢病管理等工作，为社区内的慢性病人群建立健康档案、提供健康咨询和指导，以后慢慢过渡到为全体人群建立健康档案，并做好档案的更新与管理工作。健康档案的建立能够为持续性医疗服务打下良好的基础。同时，要建立和完善信息交流平台，明确各机构之间在为病人服务前后的信息交流方式和责任者，构建基层卫生机构与医院的信息网络，逐步实现病人信息的共享和及时更新，使每个服务对象的健康－疾病资料获得完整

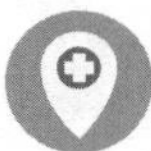

准确的记录与充分利用。

全科医疗的持续性照顾，有利于合理配置医疗资源，促进病人合理分流，控制医疗成本水平，顺应人口老龄化和疾病谱的改变，改善疾病治疗效果，规范医疗服务行为，增强居民健康意识，从而有利于我国基本医疗卫生制度的建立，为人民群众提供安全、有效、方便、价廉的医疗卫生服务。

3. 综合性照顾

一个患有多系统疾病的病人去医院就诊时，可能需要同时看几个专科医生，而专科医生只能根据自己本专业的知识提供局部的专科化服务，不仅无法取得理想的治疗效果，而且可能无法保证医疗的安全。全科医生能够整合临床各专科的基本服务，对病人的整体负责。

不管什么健康问题都可能涉及生物、心理、社会等各方面因素，不能割裂，而且必须整合在一起分析、解决。全科医生能通过生物－心理－社会模式作为理论指导，将生物、心理、社会各方面对疾病的影响因素整合在一起分析，全面评价病人的健康状况，理清健康问题的来龙去脉，协调利用各种专科资源、社区资源和社会资源，提供精神、社会各方面的健康服务，保障病人的健康，满足病人最确切的需要。病人需要医疗服务时，先到全科医生处首诊，必要时由全科医生将其转诊到专科医生处接受诊治，但全科医生始终对病人的健康负责。

综合性照顾这一特征是全科医学“全方位”或“立体性”服务的体现，体现在服务对象上，没有年龄界限、没有性别界限、没有疾病类型的界限；体现在服务内容上，要融合医疗、预防、康复、保健等为一体；体现在服务层面上，涉及生理、心理和社会文化各个方面；体现在服务范围上，不但要关心患病的个人，还要关注其家庭及其生活的社区；体现在服务手段上，可利用一切对服务对象有利的方式与工具，包括现代医学、传统医学和替代医学，因此又被称为一体化服务（integrated care）。

全科医疗的服务项目，在诊疗方面包括一般的内科、儿科、妇产科、门诊外科、骨科、五官科、皮肤科、眼科、精神科常见问题，以及老年病、慢性病、环境及职业病的防治；在预防保健方面包括婚前检查、计划生育指导和优生咨询、计划免疫、妇幼保健、职业体检、周期性健康检查；还有心理咨询、医学咨询、健康教育、家庭医疗护理等。全科医疗的综合性，健康问题、年龄阶段的广泛性及治疗形式的多样性使基层医疗发挥着积极的作用。

全科医疗的综合性照顾将多方面问题同时解决，而不是各自解决。综合性照顾还可以增强病人对医生的信任。当在农村提供综合性照顾服务时，这些优点显得更为重要，因为在农村，如果综合性照顾做得不好，病人就需要长途跋涉并花费很多钱去看专科医生。综合性照顾对家庭医生而言还有更深的意义。卫生系统主要是由在各专业领域都有较深研究的专科医生所占据。对以社区为工作基础的家庭医生而言，综合性照顾是他们独特的优势。为保持这种优势，全科医生被要求在关爱老年人及更多的多病种病人之外，还要学习及运用人群健康管理、行政管理及团队领导、信息学方面的技能。

4. 可及性照顾

全科医疗是可及的、方便的基础医疗照顾，它对其服务对象应体现出地理上的接近、使用上的方便、关系上的亲切、结果上的有效，以及价格上的便宜（合理）等一系列特点。目前，我国正处于人口老龄化不断加剧的严峻时期，在老年人健康水平较好的情况下，即使患病也可以选择社会照料或自我照料的方式，当真正需要儿女来照料的时候，大多是生重病或者是瘫痪在床了。因此，医疗资源的可及性对老年人的健康来说至关重要。对于收入较低、住址远离市区的农村居民来说，他们往往难以及时获得大医院的健康医疗资源。全科医疗的可及性照顾，就能够为老年人、收入低者、偏远地区等人员提供方便、廉价、高效的基础医疗照顾。

可及性是居民对医疗卫生服务最基本的要求，这在居民分散、交通不便的农村地区尤为重要。全科医疗的可及性包括两个方面，主要指居民离最近卫生机构的距离和到最近卫生机构所需要的时间，即卫生服务的地理可及性和时间可及性。全科医生深入社区，与其服务对象比邻而居，熟悉病人家庭结构，掌握病人健康档案，在诊疗中可以大大减少不必要的化验与辅助检查，从而获得比一般专科医疗更好的成本效益，缓解病人的经济压力。

全科医生被赋予“守门人”一职，要把好医疗保健、医疗转诊和医疗保险的第一关。通过预防疾病和杜绝浪费可以为医疗保险，也为病人节省经费。预防疾病，特别是慢性疾病及其并发症，通过对其进行早期的行为、医疗干预，延缓疾病进展，能够大大降低病人的医疗费用。杜绝浪费，意味着减少不必要的检查、治疗或用药。专科医生往往追求高水平的医疗技术性服务和机械化的服务程序，而且有滥用高新技术的倾向，因而明显提高了医疗服务的成本和费用，并造成医疗资源的极大浪费。全科医生强调服务的有效性，服务方式灵活多样，可利用的资源广泛而低廉，常常倾向于用最低廉、最有效的方法去解决问题，帮助病人制订正确的诊疗程序和方案，能较好地解决医患之间信息不对称问题，守护病人的利益；帮助病人与医院谈判和签约、选择医生、实现双向转诊等，使医保经费得到合理应用，减少开支。

全科医生作为社区的一员，了解自己所在社区的优势和缺陷。而居民对自己的医生也同样熟悉和亲切，并乐意向其提供新的信息。全科医生对病人的任何医疗保健需求都能做出恰当的应答，在居民需要任何医疗照顾之时都能够及时服务，包括方便可靠的基本医疗设施、固定的医疗关系、有效率的预约系统等。

5. 协调性照顾

为了给病人提供合适的照顾，减少医疗资源的浪费，全科医生需要发挥协调性照顾作用。协调性照顾是对每一个病人的要求而进行的调整医疗保健服务的过程。协调性照顾需要关注病人健康照顾需求的所有方面，包括对预防性照顾和健康促进工作内容的协调，如制订周期性的预防照顾计划，记录和评价健康危险度，进行疾病筛查，免疫接种，及时地提供健康促进和对病人的宣传教育等。协调性照顾需要全科医生与病人保持联系，明确他们的卫生需要，根据病人的整体情况，对病情做出准确判断，及时恰当地向病人提出合理的建议。它包括在诊所提供照顾时，建立相应系统以记录诊疗经过及健康档案等，避免照顾计划内容的遗漏。全科医生必须协调好医院照顾和家庭照顾，同时，需要处理好病人专科照顾的要求（包括慢性病和精神疾病的照顾）。最后，协调性照顾还包括建立、组织和领导一个健康照顾团队对社区中的病人提供学科之间的和多学科的照顾。

全科医疗的协调性照顾可体现在“无缝医疗保健”上，即通过各级医院、保健中心、病人家庭及社区之间的密切合作，建立医疗保健协作网络，实现医疗专门技术共用，医疗

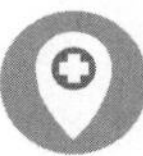

资源共享，避免医疗、保健工作之间出现脱节和重复劳动，使医疗工作的界限超出医院的范围，延伸至病人家庭和社区。在提供医疗服务的过程中，全科医生扮演协调者的角色，需要掌握各级各类医疗机构和专家的信息，必要时可为病人提供“无缝式”的转诊、会诊服务；了解社区的领导、民政、社会保障系统、病人的亲友及其邻居等一切可利用的资源，并与之保持长期友好的关系，在病人需要时，动员各级各类可利用资源服务于病人及其家庭。

全科医生熟悉病人的经济、心理等各方面的情况，能够对病人进行转诊、会诊等协调措施，与专科医生和病人及其家庭等积极配合，共同解决病人的问题，确保病人获得医疗服务的正确有效和高质量。在协调各方资源的过程中，缩短了病人病程，减少了病人的痛苦、降低不必要的检查和治疗的危险度，从而节省照顾费用。

6. 以团队合作为基础

全科医疗服务的综合性、持续性和协调性等特征，仅靠全科医生孤军奋战是不可能实现的，需要以团队合作的方式来完成。在各国的全科医疗服务中都存在着团队合作的工作模式。全科医疗团队以全科医生为核心，在社区护士与公共卫生医师、营养师、心理医生、健康管理师、康复师、其他专科医师、甚至社区志愿者等的配合下，一起为服务对象提供立体网络式健康维护和疾病管理，这对提高社区居民健康水平具有重要作用。此外，在基层医疗与各级各类医疗保健机构之间，也存在着双向转诊和继续医学教育的团队合作关系。因此，全科医生要将自己作为卫生保健系统中的重要组成部分，善于运用人际交往技巧，与社区内外各类人员建立有效的合作关系，协调和调动各类可利用的医疗资源和非医疗资源，参与全面的卫生服务。

（何颖、周素云）

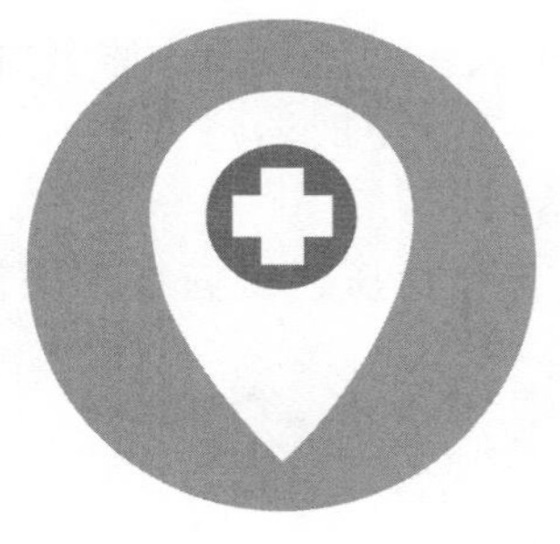

第二章 全科医学健康照顾的基本原则

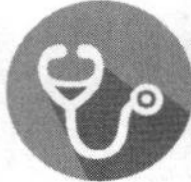

第一节　以人为中心的健康照顾

一、病人与疾病

（一）医生的关注中心

［案例］一位53岁男性高血压、糖尿病病人，长期在某市人民医院就诊，监测血压、血糖。每次来到医院测量血压、血糖后仅被告知其指标正常，无须更改治疗方案。一日，市人民医院人满为患，故来到自家小区附近的社区卫生服务站。

病人：我患高血压、糖尿病十多年了，到你们这里就是量量血压，血糖都不用你们量，因为怕你们量不准。

护士（瞥了他一眼）：那我先给您建份病历吧？

病人：我不建，我不在你们这里看病。

医生：量血压当然可以了，但您需要先休息一会。您坐下来好吗？

病人：我家离你们这里很近，三五分钟就到了，一点都不累，不用休息！

医生：不是因为您身体感到劳累了，是因为您刚刚活动以后，心脏的活动是比安静情况下增强的，这样测量的结果就不准了。所以，您需要坐5分钟，行吗？（病人坐下）

医生：三五分钟就能走到这里，那您是住那个某某小区吗？

病人：是啊，你也知道这个小区？

医生：知道啊，高档住宅小区。房价很高啊，您的收入不错啊，烟抽的都是中华牌呢。

病人：咦，你怎么知道？

医生：刚刚看到您进来前在门口抽烟。

病人：做点小生意而已。

医生：您的生意肯定做得不错，不过，这年头做生意也挺难的。

病人：是啊，不好做。

医生：嗯，生意场上烟酒都是难免的，但您应该知道抽烟对您身体不好吧，没想过要戒吗？

病人：也不是不想……哎……

医生：不介意的话可以说来听听。

病人：哎，说来也是话长……（医生在闲聊的过程中趁机详细询问了他的家庭情况、患病经过、治疗情况等，顺手记录在健康档案里）

医生（看表）：好，时间差不多了，我们先测量血压吧！目前血压132/88mmHg。平时都有规律服药吧？

病人：那是，我每天按时服药的，一天不落。

医生：从目前的血压来看，血压控制得还可以。要继续按时服药哦，可以定期来我这里监测血压的。（帮病人脱下袖子测量血压后，紧接着进行了心肺听诊等检查，接着医生

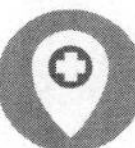

蹲下来）

医生：现在请脱掉鞋袜，我要检查一下您的足背动脉。

病人：什么是足背动脉？

医生（表情惊讶）：您得糖尿病也有十多年了，不知道足背动脉吗？

病人：我看了二十多年的病了，没听说过啊？

医生（诚恳地）：糖尿病患病时间久了是会影响您的动脉血管的，会造成足部溃烂。您到大街上看看，每三个被截肢者就有一个是因为糖尿病引起的！所以您得学会检查自己的足背动脉哦！（病人顺从地脱下鞋袜，接受了检查。医生嘱咐他当天晚上睡前自己练习触摸足背动脉，病人担心自己记不住正确位置，医生让护士用龙胆紫在足背动脉位置上做出了标记）

病人：你摸的这里啊，之前看病的时候，他们也会摸的，不过我不知道这是在做什么。

医生：那好，您现在知道了，那么要记住了哦。其实，您要是愿意也可以在这里查血糖的，不过这个时间点，都快吃晚饭了，您可以检查糖化血红蛋白的，了解一下近三个月血糖的总体水平。

病人：今天就先不做了，一会儿还有事，我改天再来。

（第二天上午，病人早早又来了，告诉医生他在昨晚洗脚时已经学会了触摸足背动脉。并且今天来查血糖。测量血压是142/98 mmHg）

医生：那您的洗脚水烫吗？是谁给您倒的？

病人：是保姆给倒的，不烫，挺合适的。

医生：她是怎么给您兑的？用什么方法试的温度？

病人：她先倒热水，再倒凉水，用手去试的，不烫就好了。

医生：这里有两个错误。第一，应该先倒凉水，后倒热水，免得万一您忘了第二步骤，就烫伤了自己；第二，应该用胳膊肘试，而不是用手试，因为人对于温度的感觉，手与肘之间相差两摄氏度呢——胳膊肘对温度更敏感些。

病人：是吗？我还真没听说过呢。

（第三天病人来时，告诉医生他学会了兑洗脚水。测量血压150/98mmHg。）

医生：那您洗完脚后会擦脚吗？用什么样的毛巾？擦哪些部位？

病人：要擦脚，用淘汰了的洗脸毛巾，脚的上下左右都擦到。

医生：您这里又有问题啦。糖尿病病人擦脚可有学问了，一定要用新的软毛巾，不要太厚，还不能有机器轧过的边，免得碰破脚的皮肤。我可以送您一条毛巾，以后您就照这样的买（取出一条事先准备好的毛巾，大约1元一条）。也不能光擦脚的表面，脚趾缝间和趾甲也要擦干，不然残留的水就可能造成脚的感染，因为您的血液里糖分偏高，细菌容易繁殖。

病人：太好啦，大夫，我一定听你的话。以后我就在你这里看病了，你连脚的问题都说得这么细，那么别的方面你一定更有学问啦。

医生：还有，我发现您这几次来，血压控制并不太稳定，有越来越高的趋势，最近没有按时吃降压药吗？

病人：没有啊，我都很准时在吃药，一天都没漏过的。

医生：那最近休息得好不好？睡眠怎么样呢？

病人：最近是睡得不太好。唉……

医生：听您这口气最近是不是有什么难事了？

病人：唉，生意上的事，本来吧，已经是板上钉钉的生意，半路杀出了个程咬金，生意眼看要黄了，能不烦吗？

医生：这样啊，那还真是不顺心。想必这生意对您影响很大吧。

病人：其实损失也不大，就是咽不下这口气。想起这事，我就夜夜不能睡啊。

医生：这样可不行哦，很伤身子的。这种事情，有的时候还得自己想开一点，人这辈子啊谁还没烦心事呢，但伤了自己的身子那就不值得了。

病人：我也是这样告诉我自己的。有的时候控制不住啊。

医生：这样，您尽可能告诉自己不要朝这方面想，同时做深呼吸，帮助放松自己。另外我给一些药物帮助您减轻您的焦虑，同时改善睡眠，您看这样可以吗？

病人：好的，我尽力。

医生：那 3 天后您再来我这里就诊，如果血压仍控制不理想的话，可能需要调整降压药物了。

病人：好的，我一定听你的话。

在上述案例中，专科医生更多地关注疾病本身的各项指标及数据。而全科医生在关注病人疾患的同时还关注了病人的生活习惯、嗜好、职业、家庭、心理等各种因素对其健康的影响。虽然全科医生并不帮助病人解决职业、家庭、社会等方面的问题，就像案例中全科医生对于病人快要黄了的生意无能为力，但该名全科医生诉说、倾听、沟通等方式让病人宣泄积郁的情绪、给予病人鼓励和支持，这无疑也是一张处方。

古希腊医学之父希波克拉底曾说过：“了解你的病人是什么样的人，比了解他们患了什么病重要得多。”古代医生尤为注意对病人籍贯、出身、经历、性格、体质、家庭、社会等方面进行全面的评估及观察，从而对病人有完整而全面的认识。而我国的传统医学更是强调对人的整体观察。整体观是中医理论基础与临床实践的指导思想，强调人是一个多层次的整体，是不可分割的。而人是生活在自然环境与社会环境中，必然受到诸多方面的影响。因此，注重人体自身、人与环境之间的关联性、统一性和完整性非常重要。病人和疾病是密不可分，但又完全不同的两个概念，在医生的心目中占据不同的地位。而医学模式不同，关注的中心自然不同，随着医学不断进步，关注中心从病人到疾病再到病人不断地迁移，这是医学的进步的必然。

（二）生物医学模式——以疾病为中心

医学模式指观察和处理医学领域相关问题的思维和方法，即医学整体思维的方式。医学模式反映出人们在某个特定时期对健康与疾病的认识，是对医学理论的高度哲学概括。

生物医学模式（biomedical model）把人体作为单纯生物体进行解剖及分析，每一种疾病总试图在器官、细胞或生物大分子上寻找生物学的改变，以达到确定诊断的目的，并研究相应的生物学治疗方法。因此，疾病是该模式的中心。无疑，在很长的一段历史时期内，生物医学模式对医学的发展和人类健康事业起到巨大的推动作用。直到今天，这一医

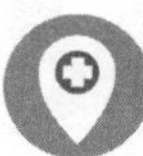

学模式仍在现代医学体系中占有举足轻重的地位。由此可见，该医学模式是具有一定的优越性的，主要表现在：第一，它是以生物科学为基础，具有科学性、客观性；第二，其理论和方法直观、简单，并易于掌握；第三，实验室检查、影像学检查、活检等结果可得到科学方法的确认。最后，促使原本致命的疾病可以治愈，尚不能治愈的疾病得到控制，也使得疾病谱发生了重大变化。

20 世纪，在生物医学模式的影响下，人类预期的寿命得到了极大延长。随着社会的发展，该医学模式的缺陷也逐步暴露出来：将疾病与病人分离开来，将疾病视为独立于病人外的社会行为实体，以疾病为中心来解释所有病人所有的健康问题，将人体看成一部极其精密的机器，所有的疾患不过是零部件的损坏，医生的工作就是进行维修。从而造成了该模式重大的缺陷：首先是新手医生始终以疾病为中心，而对病人的需求不予重视；其次是疏远的医患关系，病人依从性低；最后是形成惯性和固化的思维。

生物医学模式曾预言，由于医疗和护理的人人可及，人的躯体的健康状况可得到极大改善。事实却并非如此，某些疾病的发病率及死亡率均有大幅度的下降，但在功能性和心理性疾病方面，却无法得到满意的治疗效果，无法满足人类的需求。虽然生物医学模式曾做出了巨大的贡献，但因其本身存在的重大缺陷，随着社会的发展、疾病谱以及死因谱的变化，生物医学模式不能适应当今社会，人们需要一种更人性化的，可以得到全面健康照顾的医学模式。

（三）生物－心理－社会医学模式——以人为中心

随着人类社会的发展，人类疾病谱及死因谱也发生了巨大的变化。从初始各种急性传染性疾病横行，到现今心理及社会因素在疾病中的作用的不断凸显，生活方式和行为疾病转为人类健康的突出问题。因此，随着预防医学、心理学、医学社会学以及医学哲学等领域的研究与发展，促使新的医学模式——生物－心理－社会医学模式的诞生。

如果将病人置于赖以生存的自然和社会大系统中，个人是“社会人”与“自然人”的有机结合（见图 2－1）。各层之间相互影响、相互作用。从全科医学系统整体性思维框架上看，个人向下为“自然”，包括系统、器官、组织、细胞、分子等层面。涉及医学与生物学等各个学科，从微观领域对疾病进行定位，明确发病机制并进行生物学治疗，强调科学化、标准化和精准度。而向上则属于“社会”范畴，包括家庭、社区、国家、环境等，涉猎社会学、心理学、伦理学、人文学科等各领域，而这层面是无法被标准化和量化的。因此，人既有自然属性也有社会属性，同时每一个人又是独特的。

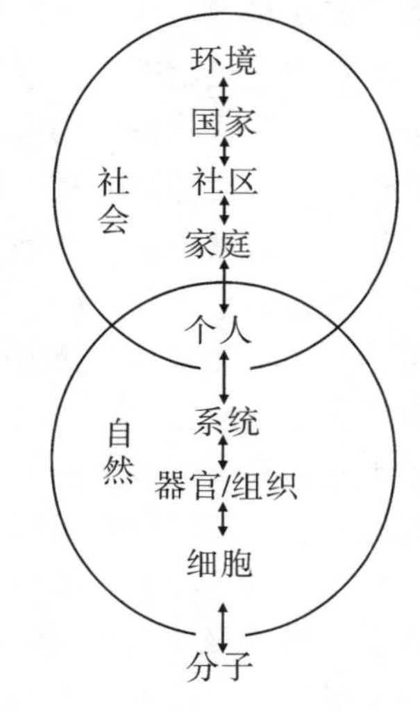

图 2－1　“社会人”与“自然人”

而生物－心理－社会医学模式则是以病人为中心的医学模式。在该医学模式下，人既是“自然人”也是“社会人”，又具有个性化。疾病的发生发展既是生物学状态变化，亦是心理和社会因素影响的结果。生物－心理－社会医学模式进一步推动了全科医学的发展，这种医学模式强调整体观，要求医师全面关注病人的生物、心理、社会等层面，要求整合多个学科，用多维思维方式去思考和处理人类健康问题。

二、以人为中心的照顾

以人为中心的照顾（patient-centered care）模式是全科医疗的基本特征之一，以人文关怀为基本要求，了解并理解病人，尊重病人及其权利，教育并充分调动病人及其家庭主动参与疾病防治和临床决策；以病人的健康需求为导向，重点在于维护健康、预防疾病，达到防治结合、提高病人生命质量的目的。这种照顾需协调各个服务环节及各学科力量，提供个体化、连续性、整体性的医疗服务。

2001 年，美国卫生保健质量委员会和国家医学研究所提出了以病人为中心的定义：提供医疗保健服务应当充分尊重每一位病人，对病人的偏好、需求给予回应，并做到根据病人的价值观指导临床决策。

以病人为中心的照顾的指导原则应包括：维护病人尊严，尊重病人权利；关注病人本身重于关注疾病；提供全人照顾和个性化的照顾，满足病人的服务需求；重视病人及其家庭的参与程度；充分利用临床预防服务的优势；积极发挥团队合作的作用；突出以社区为范围的服务；建立长期、连续、稳定的合作式的医患关系。

本章开篇案例中，这位男性病人来就诊，全科医生在应诊（consultation）中为他做了些什么事情呢？下面结合案例来分析全科医生应诊中的四项主要任务。

（一）确认和处理现患问题（present problem）

确认和处理现患问题是全科医生在应诊时的主要任务。大多数情况下，病人多因身体感到不适或怀疑患上某种疾病而来医院就诊。本章开篇案例中的病人就诊目的仅是为了测量血压。全科医师不仅为他测量了血压，还对其进行了健康教育和生活方式指导，并在后期的随访中监测病人血压，探索了血压波动背后隐藏的原因。这种不仅从疾病本身考虑，而且从心理、社会的多维度、多个层面剖析病人就诊原因的思维方式才是全科医生在应诊中应当具备的。全科医生在处理病人现有问题时，只有从病人和疾病两个角度同时着手，才能真正高质量地解决现患问题，给病人提供以人为中心的照顾模式。

（二）连续性问题的管理

全科医生为病人提供的医疗服务不单是解决现患问题而已。全科医生还应该对该病人的连续性问题，比如高血压、糖尿病等慢病进行连续性管理。这些慢病多与遗传、心理及环境因素等有着密不可分的联系，需要长期非药物或药物的治疗予以控制。同时慢病还会对病人的远期健康产生影响，例如糖尿病的并发症及高血压的靶器官损害等。而每一次短暂的接诊是不可能解决这些慢病的。即使病人不是因此而就诊，且没有提出任何相关要求，全科医生也应该记住自己的职责，利用每次接触的机会对其慢性健康问题进行管理。全科医生应为病人提供全面、持续性的照顾，而且这种照顾覆盖病人人生的各个时期，涵盖疾病的各个阶段，以及囊括各种急性或慢性的健康问题。

（三）适时提供预防性照顾

将临床预防服务与医疗实践有机结合是全科医生面临的挑战之一。全科医生在接诊每一位病人时都必须体现出预防观念，充分利用每一次与病人接触的机会为其提供预防服务。医生可以在处理病人现患问题的同时，根据三级预防的原则，适时地为病人，特别是

处于某种健康危险因素（如特殊社会环境、特殊历史时期、特定年龄段、特殊人格及心理）中的病人提供预防保健服务。例如，为慢性阻塞性肺疾病老年病人进行流感疫苗或肺炎疫苗注射，为绝经期妇女进行骨质疏松的评定等。全科医生应抓住病人每一次就诊的机会进行各种危险因素的健康教育，以减少危害健康的因素，达到促进健康的目的。

预防性医疗照顾在全科医疗中起到了十分重要的作用。加拿大家庭医学专家 Mcwhinney 就提出，全科医生对不同原因就诊的病人，均应主动评估影响其健康的各种危险因素并加以处理，将预防措施作为日常诊疗中的一项工作。

（四）关注并改善病人的求医、遵医行为

求医行为是指人们感到不适或者觉察到自己可能患有某种疾患时，从而寻求医疗帮助的行为。但日常生活中，人们可能因为各种因素影响自身的求医行为。一部分病人可能有明显疾病症状却不去求医，而另一部分则未患器质性疾病却天天求医。就医过多反映出病人紧张、依赖的心理特点；而就医过少则可能是因为健康意识不足或经济条件限制等原因。因此，教育、启发病人何时就医，如何就诊，寻求何种层次、类型的医疗机构，怎样加强病人自我管理也是全科医生的重要任务之一。

遵医行为或依从性是指病人对医护人员的建议及要求遵守的程度。包括按时规律服药、定期复诊、执行推荐的预防措施等。如果病人不能遵守医嘱，那么医嘱将成为一纸空谈，对病人健康未能起到任何作用。遵医行为在全科医疗服务中是一项关键的指标及管理环节，若此环节失控，不仅个人，甚至整个社区的综合性健康管理及慢性病控制均无法进行。因此，以人为中心的全科医疗服务要求全科医生在每一次接触病人的过程中，把时刻关注并切实改善病人的遵医行为作为接诊过程的一项必要内容。

以人为中心的原则贯穿于整个医疗照顾过程中，全科医生在应诊中的四项任务更体现了全科医疗的主旨，为人们提供基本的、个体化的、持续的、全面综合的医疗服务。当然，在一次就诊中同时完成四项任务有时是不现实的，通常的情况是根据病人的需求着手解决某一方面的问题，在长期的医疗过程逐一解决其他问题。

三、健康信念模式与健康照顾

人们常说，得了癌症的人，最终不是病死的，而是被癌症给吓死的。且不论这种说法的对与错，但从中我们不难看出大众对于癌症的一般理解。大多数人在拿到癌症的检验单的那一刻，就像已听到死亡钟声一样，对人生感到绝望。面对诸如癌症之类的，尚未被医疗界所征服的疾病，我们当然无法强求病人做到乐观。但是事实也告诉我们，临床治愈的例子是真实存在的。癌症并不能与死亡划上等号。拿癌症病人来讲，一般是这样的情况：发现了恶性肿瘤，手术予以切除，术后治疗及生活状况决定了预后，决定了癌细胞会不会继续增生，并快速转移甚至扩散全身。换言之，评估疾病的最终发展状况，需要综合方方面面的因素，诸如病情的严重程度、治疗方式的选择、病人的身体素质、生活习性、饮食情况、情绪状态、行为方式等。

有研究对 1215 名妇女在问卷调查基础上进行乳腺癌健康教育，对培训前后的效果进行评价并分析影响妇女乳房自检行为的因素，发现调查对象在接受培训后，知识、态度和行为均有不同程度的提高与改变。培训前，乳房自检行为与感知到的障碍有关；培训后，

乳房自检行为与感知到的益处和感知到的障碍有关。培训前，妇女的乳房自检率低下，对乳腺癌及乳房自检相关知识了解不多。经过干预后，相关知识虽然有所增加，但是行为没有明显改变。因此，学者认为从接受健康信息到行为的转变必须以态度的确立为前提，实施健康信念模式的教育时，重点应在于帮助人们认识到可能的障碍和困难，找到解决的方法。此外，于兵等采用健康信念模式对在术后进行灌注化疗中的 233 例膀胱肿瘤病人进行健康教育，结果发现，90% 的病人能够接受这种社会心理学的健康教育，主动配合灌注化疗 5 年以上并达到预防性治疗的目的。

这些研究表明，对于恶性肿瘤病人，应用健康信念模式进行健康教育可以达到一定成效。这些成效表现在，首先病人认识到相关疾病的易感性及严重性之后，会主动地进行相关体检，这利于早发现、早诊断、早治疗。其次对疾病预后起着关键作用。感知健康行为的益处以及行为过程中可能遇到的障碍，有利于病人遵照医嘱，尤其是对确诊癌症的病人而言，在他们进行手术切除后的康复治疗期内，良好的健康行为模式、良好的医患关系及护患关系都是有益处的。当然，健康信念模式在运用过程中发挥作用的机制，并不会像分析的这样有针对性，它是广泛地、系统地将健康的信念和有益于健康的行为知识灌输给病人，让病人从认知上升到行为上，从而对自己的健康负责。

不同的人对健康的认知不同，因而对健康的关注度也不同。大部分人仅在患病或患重病、即将失去生命时才认识到健康重要，这时病人及其家属才会重视健康。这就涉及人们的健康信念模式问题。

健康信念模式（the health belief model，HBM）是运用社会心理学方法解释健康相关行为的理论模式。健康信念模式认为，人们要采取某种促进健康的行为或戒除某种危害健康的行为，必须具备对以下四个方面的认识。

（一）对疾病的严重程度和易感性的认识

第一，对疾病严重性的认识。这是指个体对罹患某种疾病严重性的看法，包括人们对疾病引起的临床后果的判断，如死亡、伤残、疼痛等；对疾病引起的社会后果的判断，如工作烦恼、失业、家庭矛盾等。

第二，对疾病易感性的认识。这是指个体对罹患某种疾病可能性的认识，包括对医师判断的接受程度和自身对疾病发生、复发可能性的判断等。

（二）采取相应预防措施的利弊得失，及采取行动所面对的障碍

第一，对行为有效性的认识。这是指人们对采取或放弃某种行为后，能否有效降低患病危险性或减轻疾病后果的判断，包括减缓病痛、减少疾病产生的社会影响等。只有当认识到自己的行为有效时，人们才能自觉采取行为。

第二，对采取或放弃某种行为所遇障碍的认识。这是指人们对采取或放弃某种行为所遇困难的认识，例如费用的高低、痛苦的程度、方便与否等。只有当人们对这些困难具有足够认识，才能使行为维持和巩固。

（三）病人采取行动的可能性

也称效能期待或自我效能，即一个人对自己的行为能力有正确的评价和判断，相信自己一定能通过努力克服障碍，完成这种行动，达到预期效果。

（四）将思想转化为实际行动的触发因素

尽管病人对某个健康问题已经具备了一定的认识，但在真正付诸行动前常常有一个触发因素。例如：因为周围的亲戚朋友中有人死于肺癌而开始戒烟；因为有年轻“健康”的兄弟突发心肌梗死而去世，从而到医院进行健康检查及健康咨询。

媒体的宣传、亲友患病、医生的告诫、他人的建议等，都可能成为改变行为的触发因素。这些触发因素可提高病人对自己罹患疾病易感性的认识、对疾病严重程度的认识以及对采取行动获益的认识，降低存在的不利因素和行动障碍，增强病人改变自己行为的自信心。

综上所述，健康信念模式在采取促进健康行为、放弃危害健康行为的实践中遵循以下步骤：首先，充分让人们对其危害健康行为感到害怕；然后，使他们坚信，一旦放弃这种危害健康行为、采取相应的促进健康行为会得到有价值的后果，同时也清醒地认识到行为改变过程中可能出现的困难；最后，使他们充满改变行为的信心。

健康信念模式自提出以来，即被广泛地应用于各种短、长期健康行为的解释、预测和干预上，如戒烟、戒毒、调整不良饮食、安全性行为、锻炼、乳腺健康检查及心脑血管病等慢性非传染性疾病遵医嘱治疗等。在近几十年的时间里，其实用性和可操作性通过大量实证研究得到充分肯定。相关的学者在已有的临床实证研究的基础上，从几类常见的疾病（癌症、精神疾病、慢性非传染性疾病）方面研究了对病人运用健康信念模式进行健康教育过程中的应用情况。

从健康信念模式的概念来看，它包含的不只是字面意义上的信念层面。从对该模式的四个影响因素的理解上，我们知道健康信念模式是一个由认知、情绪、意志以及行为组成的复杂庞大的系统。全方位、多角度地向病人灌输健康信念，并力求使病人能够在主观认识上加以改变，形成对于健康的正确认识，学会为自己的健康负责，并最终将这种认知上的改变付诸行动。在家人、医生、护士的配合下，积极主动地为自己的健康努力。健康信念模式正是通过这样的机制发挥着重大的作用。

从目前健康信念模式的运用情况来看，绝大多数都是在临床上使用并取得显著效果，这在一定程度也是对该模式的肯定。然而，运用健康信念模式进行健康教育，受众不仅仅是病人个人，而是要结合家属配合进行，这一点在实践中已经得到了重视与改善。值得注意的是，对于健康信念模式在疾病中运用的有效性缺乏比较研究。从相关研究来看，多数都是针对某一疾病设置实验组与对照组，通过对比研究确认健康信念模式运用的有效性。我们还存在的疑惑是，使用该模式进行健康教育在不同类型的疾病之间是否存在差异，并找出差异的根源，为该模式在运用时更好地发挥自身作用机制提供有针对性的指导线索，最终都是为了更好地促进病人对于疾病与健康有一个更准确的认识，形成有益于健康的行为习惯。

此外，在生物－心理－社会医学模式下，我们应着眼于疾病的预防，而不是仅着眼于疾病的治疗方面。虽然从实证研究的结果来看，健康信念模式在病人康复期发挥着重大的作用，但是从疾病还没有出现的时候就进行有关健康信念模式的教育，那么一切进行得是否会更乐观一些呢？因此，我们还应将视线放于正常的普通大众身上，他们是潜在的病人。运用健康信念模式对他们实施健康教育，从而广泛地对疾病起到一定的防御作用，降低发病率，甚至是延长寿命。

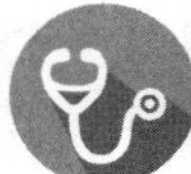

第二节　以家庭为单位的健康照顾

世界卫生组织曾指出：健康是从个人、家庭、社区开始的。这就要求全科医生要提供“以人为中心、以家庭为单位、以社区为范围”的医疗服务。而“将医疗保健引入家庭，为家庭提供一个完整的照顾”就是全科医疗的理念。实施这一人性化基层医疗要求全科医生在诊疗过程中除考虑病人生理问题，还要关注病人的家庭各种因素对病人患病、治疗、康复等方面的影响。

本节主要介绍与全科医疗服务密切相关的家庭知识，包括家庭的定义、家庭的结构与功能、家庭生活周期、家庭与健康的关系、家庭评估与照顾方式等。

一、家庭及其对健康的影响

（一）家庭的定义

家庭是社会的基本单位。全科医生应懂得以家庭为单位的健康照顾的含义。了解家庭医疗，应先剖析“家庭”。

随着社会的发展，在不同的历史时期与社会文化背景下，家庭的定义亦不相同。

（1）传统的家庭。

在同一处居住的，相互之间靠婚姻、血缘或收养关系联系在一起的，两个或更多的人所组成的单位。

（2）广义的家庭。

在西方有很多由一对相互之间没有婚姻与血缘关系，但具有家庭功能的男女组成的单位，在一起生活半年以上，我们也称之为家庭。

（3）演化的家庭。

现实生活中，人们发现一些不具备传统家庭结构的团体，如同性恋家庭、群居家庭等并不完全符合上述定义，但它能在成员遭遇躯体或情感危机时提供支持与帮助。

（4）较完善的家庭的定义。

演化家庭的定义涵盖的范围非常广泛，但从家庭的社会特征来看，该定义忽略了其法律等这一基本特征。此后有人提出了现代家庭的定义，即“通过生物学关系、情感关系和法律关系连接在一起的社会团体”。

对家庭的定义属于社会学范畴，从社会学角度来看，关系健全的家庭至少应包含八种家庭关系，即婚姻关系、血缘关系、亲缘关系、感情关系、伙伴关系、经济关系、人口生产与再生产关系、社会化关系。实际上，社会上存在着大量包含不同于以上关系的家庭，如单身家庭、单亲家庭、同居家庭、群居体及同性恋家庭，这些家庭往往存在更多的问题。

（二）家庭的功能

家庭能满足成员生理、心理及社会各方面的需要，所以家庭的功能（family function）可归纳为以下几个方面。

（1）抚养和赡养。

通过供给成员衣服、饮食、住所、温暖、保护等，满足成员最基本的生理需要。

（2）感情需求。

满足人爱与被爱的需要；成员之间联系着用血缘和姻缘关系加固的情感纽带。

（3）性和生殖的需求。

生育子女，传宗接代，延续种族；此外还满足人的性需求，调节控制性行为。

（4）社会化功能。

将成员培养成合格的社会成员，即传授社会技巧和知识、发展建立人际关系的能力、学会与人相处、胜任社会角色。

（5）经济功能。

家庭是社会经济分配与消费的最基本单位。家庭只有具备充分的经济资源，才能满足家庭成员各种需求，包括医疗保健、健康促进的需求。

（6）赋予成员地位。

父母的合法婚姻给予子女合法地位。

（三）家庭的结构

家庭结构（family structure）包括家庭的外在结构和内在结构。外在结构即家庭的类型。内在结构包括家庭权力结构、家庭角色、家庭沟通形式和家庭价值观。

1. 家庭的类型

家庭主要可以分为三类。

（1）核心家庭。

由父母及其未婚子女组成的家庭。其特点是人数少、结构简单、一个权力中心，其利益及资源易分配。家庭关系具有亲密与脆弱两重性。

（2）扩展家庭。

由两对或两对以上的夫妇及其未婚子女组成的家庭，又可分为：①主干家庭。由一对已婚子女与其父母、其未婚子女或未婚兄弟姐妹构成的家庭；②联合家庭。由两对或两对以上同代夫妇及其未婚子女组成的家庭。

扩展家庭的特点是一个或一个以上的权力中心和次中心，结构复杂、关系繁多，家庭功能受多重相互关系的影响，但家庭内外资源多，当家庭遇到危机时，克服危机能力强。

（3）其他家庭类型。

包括单身家庭、单亲家庭、同居家庭、群居体及同性恋家庭等。这些家庭虽然不具备传统的家庭形式，但也表现出家庭的主要特征，执行着类似的功能。

2. 家庭的内在结构

家庭的内在结构提供了家庭的内动力，包括家庭权力结构、家庭角色、家庭沟通形式和家庭价值观。

（1）家庭的权力结构。

家庭的权力结构主要有四种常见的类型：①传统权威型。家庭受所在地社会文化传统的影响而形成的决策方式，如男性的长者是一家之主；②工具权威型。能养家糊口的人是家庭的决策者。这在目前市场经济环境下也是较为多见的；③分享权威型。家庭成员根据各自不同的知识与能力情况，分享家庭的决策权；④情感权威型。由家庭情感生活中起主导作用者决策。

家庭权力结构不是一成不变的，它会受到社会发展、家庭变迁等因素的影响而发生改变。它是全科医生进行家庭评估和干预的重要资料，全科医生必须首先弄清家庭的决策者，并取得其积极合作，才能对全家实施有效的干预等措施。

（2）家庭角色。

家庭角色是每个成员在家庭中固定的身份，且没有选择的余地。它主要体现在以下三个方面。

第一，角色期待。家庭对成员所期盼的特定行为模式。对每一位家庭成员来说都存在角色期待，如在家庭中“母亲”的传统角色被赋予慈爱和情感形象，她的职责是生育和抚养子女；“父亲”的角色被认为是养家糊口、负责做出重要决策的人。随着社会潮流、家庭环境、文化背景以及宗教信仰等因素的变化，家庭角色期待也随之而改变，如原来由父亲养家，到现今多由父母双方共同养家，甚至有的家庭是以母亲为经济的主要来源。

第二，角色学习。家庭成员通过一个学习的过程，完成相应的角色，这个学习的过程称之为角色学习，包括学习角色的态度、情感、责任和权力。角色学习要符合社会规范和规律，如一个女孩首先要学习做好女儿，长大结婚后要学习做好妻子、儿媳、母亲等角色。

第三，角色冲突。当家庭成员不能适应角色期待，从而产生心理困惑与矛盾，称之为角色冲突。如在婆婆与儿媳关系紧张的家庭里，儿子因为同时承担着儿子和丈夫的双重角色，左右为难，就可能发生角色冲突。角色冲突可导致个体情绪紊乱、心理障碍，严重时可引起躯体功能障碍，甚至影响家庭功能，因此，家庭中健康的角色期待是极为重要的。家庭角色功能正常与否，是影响家庭功能的重要因素之一。判断家庭角色功能良好，必须同时满足以下五个标准：①家庭对某一角色的期待是一致的；②家庭各成员都能适应自己的角色；③家庭角色的行为模式应符合社会规范；④家庭成员心理上乐意扮演自己的角色；⑤家庭角色应具有一定的弹性，能适应角色转换并承担各种不同的角色。如果对以上各指标做出肯定的回答，则可认为该家庭成员的家庭角色功能是良好的。

3. 家庭沟通形式

家庭沟通是家庭成员间交流信息、表达感情、调控行为和维持家庭稳定的有效方法，通过发送者、信息和接收者完成，这三个环节中的任何一环节出现问题，都会影响沟通的效果。

根据 Epstein 的描述，家庭水平沟通的内容与方式主要如下。

第一，描述沟通的内容。属于情感性的内容称为“情感性沟通”，如“我非常高兴”等；属于与居家生活动作或一般信息有关的内容称为“机械性沟通”，如“去端饭”等。

第二，描述沟通的信息。信息表达是清晰的，还是经过掩饰、模棱两可的。前者如“吸烟有害，我建议你戒烟”，后者如“吸烟是有害的，我不知道你为什么总吸烟”。

第三，描述信息是否直接指向接收者。若是直接的，称为直接沟通，如“请你在跟人说话时客气一点儿”；若是影射或间接的，称为掩饰或替代性沟通，如“有人跟人讲话从来都不考虑别人的感受”。

人们通过观察家庭沟通类型发现，情感性沟通障碍一般发生在家庭功能不良的早期，

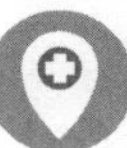

而当机械性沟通也中断时，家庭功能障碍通常已相当严重。

4. 家庭价值观

家庭价值观是家庭判断是非的标准及对某件事情的价值所持的态度。它受家庭传统习俗的影响而根深蒂固。家庭是社会的最基本单位，每个人出生后首先接触的社会就是家庭，在家庭里接受人生的第一个教育历程，许多观念、人格的养成都在家庭中奠定了基础。全科医生必须了解家庭价值观，尤其是家庭的健康观、疾病观，才能确认健康问题在家庭中的地位，从而与家庭成员一起制订健康管理方案。

（四）家庭对健康的影响

家庭对成员健康的影响大致可以归纳为以下八个方面。

（1）遗传方面。

全科医师应掌握一定的遗传性疾病相关知识，能将易感家庭转诊给遗传病专家，并能够让该家庭在转诊后清楚地知晓专家建议的含义。

（2）儿童发育成长及社会化方面。

家庭的缺陷与儿童的躯体与行为上的疾病密切相关。3 个月至 4 岁是儿童发育关键期，要尽量避免与孩子的长期分离；若无法避免，则需采取如找替代母亲等措施，尽量减少对孩子的不良影响。

（3）疾病传播方面。

细菌及病毒的感染性疾病多在家庭中传播，全科医师对于此类病人的家庭情况应有适当了解和干预，以减少疾病的传播。

（4）慢性病方面。

慢性病病人需长期照顾，病人的生活质量和预后与家庭照护息息相关。

（5）疾病预防与预后方面。

家庭健康知识对疾病的预防及慢性病和残疾的治疗与康复有很大影响。

（6）就医行为与生活方式方面。

家庭成员的健康观、疾病观往往是相互影响的。一个成员的就医行为会受到另一成员的影响。家庭的饮食、锻炼、吸烟、酗酒等行为习惯，会对家庭成员的健康造成直接或间接的影响。

（7）婚姻对健康的影响。

幸福婚姻、良好的家庭氛围可以促使机体生理、心理平衡，有利于孩子健康成长。不幸婚姻会对家庭成员造成负面影响，超过生理阈值就会发生危机。

（8）经济对健康的影响。

经济对健康的影响与家庭成员的年龄相关，年龄越小，相关性越大。

二、家庭生活周期及其常见健康问题

（一）家庭生活周期

家庭生活周期（family cycle）是指家庭的发生、发展和结束的过程。Duvall（1997）根据家庭不同发展时期的结构和功能将家庭生活周期分为八个阶段（见表 2 - 1）。在不同阶段全科医师提供周全的可预测性服务。

表 2－1　家庭生活周期

阶段	定义	主要面临的问题	保健服务重点
新婚	男女结婚	性生活协调和计划生育 预备做父母	性生活与计划生育沟通
第一个孩子出生期	最大孩子 0～30 个月	角色适应与压力、怀孕与围生期 婴幼儿哺育与产后健康 婴幼儿异常与疾病	孕期检查与健康指导 哺乳喂养指导与妇科处置 早发现、早处理、预防接种
学龄前儿童期	最大孩子 30 个月～6 岁	儿童身心发展问题 安全保护问题 传染及呼吸道感染	发育指导、成长咨询 安全健康教育 预防、治疗
学龄儿童期	最大孩子6～13岁	上学、学业问题、精神成长 听力、视力障碍与感染 营养与运动问题	心理辅导、家庭宣教 早发现、早处理 健康宣教、疾病预防
青少年期	最大孩子 13 岁至离家	青少年心理问题 社会化与性问题	心理咨询和家庭辅导 青春期教育与性教育
孩子离家期	最大孩子离家至最小孩子离家	父母与子女关系的转变 孤独感 慢性病来临 更年期	支持辅助子女 心理健康咨询 宣教和预防、定期体检 更年期保健
空巢期	父母独处至退休	心理问题 慢性病 经济与保健	健康与心理辅导 健康教育、预防和治疗 规划、告诫、沟通技巧
退休期	父母退休至死亡	疾病与残障 安全与治疗问题 丧偶、死亡	家庭病床、慢性病管理 随访安全看护、与其子女联系 团队合作、临终照顾

（二）家庭生活压力事件与家庭危机

1. 家庭压力事件

家庭是提供生活资源的场所，同时也是人遭受压力事件的重要来源。

家庭生活压力事件可分为四类。

（1）家庭生活事件：配偶死亡、离婚、分居、新家庭成员的加入等。

（2）个人生活事件：伤病、入狱、生活条件出现较大变化等。

（3）工作生活事件：退休、失业、工作调动等。

（4）经济生活事件：经济状况的较大变化、贷款等。

2. 家庭危机

常见的家庭危机可分为四类。

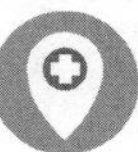

（1）意外事件引发的危机：一般是无法预料的危机，如意外死亡、遭绑架、火灾等。

（2）家庭发展伴随的危机：家庭生活周期各阶段的变化所引发的，具有可预见性。一类是无法避免的，如结婚、生子、入学等；另一类是可以预防的，如青少年性行为、婚外情等。

（3）与照顾有关的危机：对于依靠福利机构救济的家庭或家庭有慢性病病人长期需要医生的照顾等，一旦外部力量发生改变，而家庭并没有做好准备，常会发生危机。

（4）家庭内在结构造成的危机：这类危机源于家庭内在结构存在的问题，有反复发作的特点。常见于酗酒家庭、暴力家庭、婚外情家庭，以及常用离婚、离家出走等来应付普通压力的家庭。处理这类危机时医生应透过表面现象，探究家庭深层的根本原因。

三、家庭评估与照顾方式

（一）家庭评估的概念及内容

家庭评估（family assessment）是完整的家庭照顾的重要组成部分，其目的是了解家庭的结构与功能、家庭所处的生活周期，分析家庭与个人健康状况，掌握健康问题的来源。家庭评估内容包括对家庭及其成员的基本资料的收集、家庭结构与功能的评估、家庭生活周期阶段的判断、家庭压力和危机的评估以及对家庭资源的了解等。

（二）家庭评估常用的方法

目前全科医疗常用的家庭评估方法有：家庭基本资料、家系图、家庭圈、家庭关怀指数（APGAR 问卷）、家庭资源等。

1. 家庭的基本资料

每位家庭成员的基本资料，包括姓名、性别、年龄、职业、教育、家庭角色、婚姻、主要健康问题，以及家庭经济状况居住环境、家庭类型、家庭内在结构等。

2. 家系图

家系图（genogram，family tree）可用来描述家庭结构、家庭成员相互关系、家庭遗传问题、家庭重要事件等。它能使全科医生迅速掌握家庭有关健康的信息。家系图相对比较稳定，变化不大，可以作为家庭档案的基本资料存于病历中。

家系图一般包括三代辈分关系。长辈在上，子孙在下；同辈中，长者在左，幼者在右；夫妇双方的家庭都应包含在内。个人的符号旁边，可按需要加注年龄、病历、婚姻、死亡等。一般可在 10～15 分钟内完成。其常用的符号有一定的格式。（见图 2－2）

3. 家庭圈

家庭圈是某一家庭成员根据自己对家庭关系的感性认识、情感倾向等所画的关于家庭结构和家庭关系的圈形图。

先让某家庭成员画一个大圈，表示其所在的家庭，再在大圈内画上若干个小圈，分别代表其本人及其家庭成员。小圈之间的距离代表成员间关系的亲疏，小圈本身的大小代表成员权利的大小。

全科医生让某家庭成员独立完成后，向其提问或让其解释图的含义，从而了解其家庭情况。医生还可以比较两个不同家庭成员的家庭圈，并与他们共同比较分析，修改角色，改善家庭功能。（见图2－3）

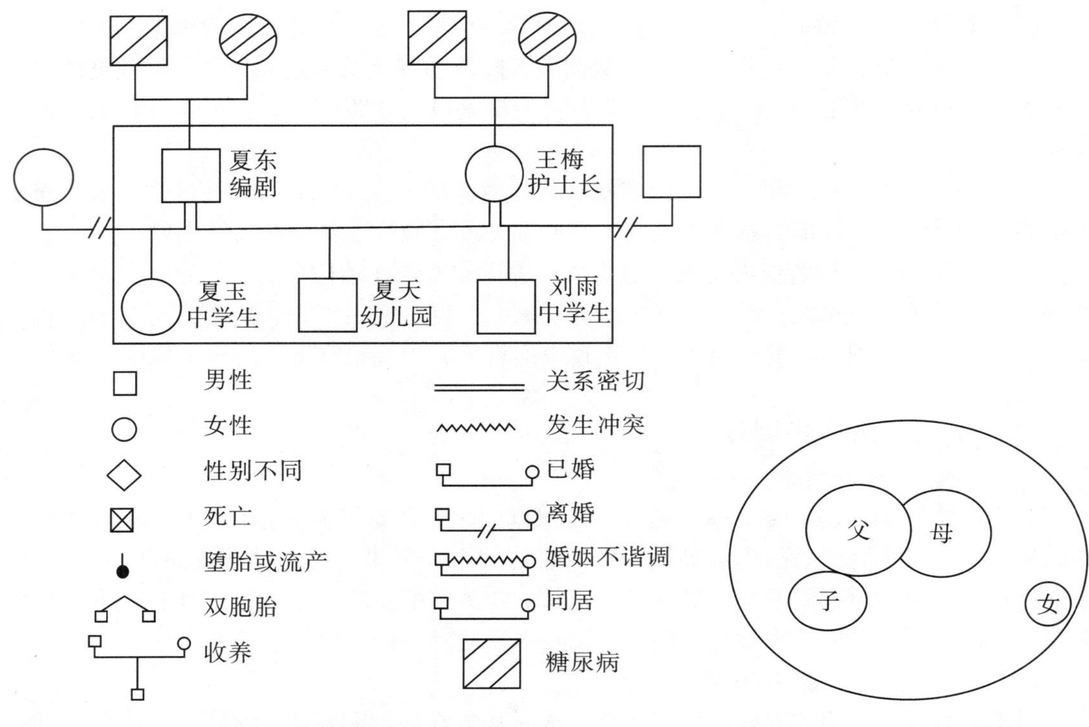

图2－2　家系图范例与日常符号

图2－3　家庭圈范例

家庭圈所反映的是某家庭成员当前对家庭关系的主观看法，它是不断变化的，因而需要不断地修正。这是了解家庭结构与功能的一种简单方法，可作为评价家庭功能障碍的出发点。

4. 家庭关怀指数

对于评估家庭功能是否良好，我们可以效仿 Dr. Smilkstein 设计的家庭关怀指数简易量表（APGAP 问卷），从亲密度、情感度、成长度、合作度和适应度五个方面进行粗略、快速地评价。（见表2－2）

表2－2　家庭关怀指数简易量表

内容	2分	1分	0分
	经常	有时	很少
1. 我对家人与我共度时光的形式非常满意			
2. 我对家人向我表达感情的方式，以及对我的情绪反应非常满意			
3. 当我希望涉足新的领域时，家人都能理解与支持			
4. 我对家人与我讨论事情、分析问题的方式非常满意			
5. 当我遭遇挫折时，家人能全力予以帮助			

注：总分7～10分为家庭功能良好；4～6分为家庭功能中度障碍；0～3分为家庭功能严重障碍。

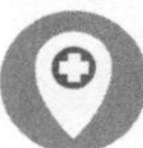

5. 家庭资源

维持家庭基本功能，应付事件与危机状态所需要的物质和精神上的支持称之为家庭资源。家庭资源可分为家庭内资源和家庭外资源。

家庭内资源主要有以下六个方面。

（1）经济支持：家庭对成员提供的各种财物的支持。

（2）维护支持：家庭对成员地位、权利与健康的维护和支持。

（3）医疗处理：为家庭成员提供医疗照顾。

（4）爱的支持：家人对成员的关心及精神支持。

（5）信息和教育：为家人提供医疗信息与建议。

（6）结构支持：为适应患病成员需求，对家庭住所或设施的改变。

全科医生可通过与家庭成员会谈或家庭访视等方式，了解其家庭资源状况，评估可利用的家庭资源的丰富程度，必要时可将结果记录下来，存入健康档案。

当家庭内资源不足时，全科医生可发挥其协调者的作用，帮助需帮助的家庭寻找和利用家庭外资源。

家庭外资源主要有以下七个方面。

（1）社会资源：亲朋好友与社会团体的关怀和支持。

（2）文化资源：传统、习俗、文化教育等方面的支持。

（3）宗教资源：宗教信仰和宗教团体的支持。

（4）经济资源：家庭之外的赞助、保险等。

（5）教育资源：教育机会、方式等。

（6）环境资源：居所的环境、公共环境等。

（7）医疗资源：医疗保健机构及卫生服务的可及性和可用性。

在评估家庭外资源时，我们可以学习 ECO-MAP 图，把家庭作为病人，连线后来分析家庭外资源的多少。（见图 2 –4）

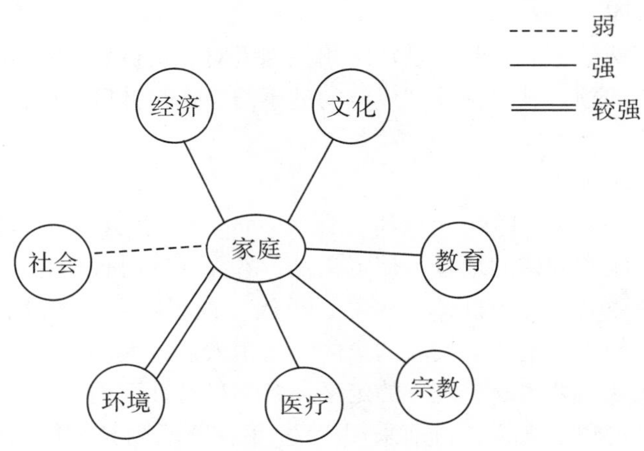

图 2 –4　家庭外资源的评估

（三）家庭评估目的

通过家庭评估了解病人的家庭环境及特点、家庭成员间关系、家庭的重大事件和可能解决的程度、病人可能得到的帮助、家庭内外资源的可利用性、家庭的功能，找出家庭问题根源等。

（四）照顾的方式

多数全科医生虽在诊疗中可能考虑家庭因素，但以家庭为单位的照顾方式却存在很大的区别。根据全科医生在服务中考虑家庭因素及干预的水平，以家庭为单位的健康照顾可分为五个等级。

（1）第一等级：只与家庭讨论生物学问题。

（2）第二等级：让家庭成员参与和了解健康问题的诊疗过程；初步评价家庭的功能，适当地进行转会诊。

（3）第三等级：同家庭一起讨论面临的紧张事件及家庭成员对疾患的情感反应；给予家庭支持和关怀，帮助家庭寻找可利用资源。

（4）第四等级：与家庭一起讨论应付家庭危机的方法，帮助家庭成员改变角色和相互作用模式，以有效利用家庭资源来应对危机事件。

（5）第五等级：家庭治疗。把家庭看成一个完整的系统，对有严重功能障碍的家庭，运用家庭治疗的原理和方法，提供专业性家庭治疗服务。

从事家庭治疗需要专业的家庭治疗训练，所以家庭治疗并非所有全科医生都能做好，有哪一级的能力做哪一级的干预，只有认识到自我的不足，才能保持与家庭的良好互动关系，循序渐进地调整方案，使家庭逐渐康复。

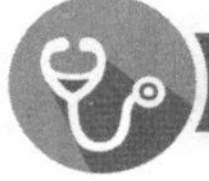

第三节　以社区为范围的健康照顾

一、社区与健康

社区与健康包括两个方面，其一是社区相关因素对成员健康、疾病的影响，且如何运用社区资源解决健康问题；其二是社区成员的健康与疾病对社区整体的影响。

（一）社区

1. 社区的定义

德国学者 F. Tonnies 早在 1881 年就将社区（community）定义为以家庭为基础的历史共同体，是血缘及地缘共同体的结合。该定义是带着深深的时代印记的。而我国社会学家费孝通则认为社区是由若干社会群体（家庭、氏族）或者社会组织（机关、团体）组成，并在某一地域内形成的生活上相互关联的集体。由于人群的大小和共同利益的多少有较大的弹性空间，因而无法给社区一个统一的定义，各学科对社区的定义都有不同范围和侧重面。从提供医疗服务的角度来说，目前采用 1978 年在苏联阿拉木图召开的国际初级卫生保健大会上世界卫生组织提出的社区定义：社区是以某种种族、文化、经济或某种社会凝聚力，使人们聚集在一起生活的一种社会组织或团体。总而言之，社区的定义中应包括两

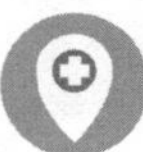

个基本的要素：特定人群及其共同特征。

2. 社区的构成要素

前文提到社区的两个基本要素：特定的人群及其共同特征。特定的人群首先要有一定的人群数量，其次具有某种社会关系。而其共同特征则应包括：

（1）共同的地理环境。

一定范围的区域空间为社区成员提供了一定活动区域及环境资源。世界卫生组织提出社区面积为 5 000 ～ 50 000 km^2。

（2）共同的文化背景。

包括一定的传统习俗、生活方式、价值观和语言等，是由社区的成员长期形成的历史产物。

（3）共同的利益、需求、信念。

社区中的人群拥有共同的利益，面临共同的问题（卫生、教育），有共同的需求（精神生活、物质生活），社区成员因此而聚集，产生共同的社会意识及归属感，彼此相互支援。

（4）共同的服务体系。

如医疗、学校、机构、市场等，为社区成员提供基本的社区公共服务。

（5）有一定的运行制度和管理机构。

如居委会、街道办事处等，以满足社区成员的需求。对于社区卫生服务和全科医学而言，社区的概念应包括以下五个方面：①一个特定的人群和背景；②服务的范围；③一组可利用的有效资源；④解决问题的理想场所；⑤一系列与人群健康有关的影响因素。

3. 社区的类型

世界卫生组织认为，一个具有代表性的社区，人口为 10 万～ 30 万，面积为 5 000 ～ 50 000 km^2。社区范围可以大到一个国家，小到一个街道。如一所学校、一个村、同一项目中的工作人员等。广义上的社区并不局限在特定的区域范围内，因此，社区一般有两种类型：地域型社区和功能型社区。地域型社区有自己的地域界线，但地域型社区不完全等同于行政区域。功能型社区因不同的个体有共同的背景、需要，而对共同的问题如兴趣、利益、价值观或职业等而发生相互联系形成，如企事业单位、军队、学校等。一个地域型社区可以由一个或几个功能型社区组成。

（二）社区医学

1. 社区医学的发展

20 世纪二三十年代，在英国等西方国家，公共卫生服务逐渐以社区为单位，强调不同社区的自主性与需求，并意识到在公共卫生服务中社区资源的重要性，因此称之为社区卫生（community health）。20 世纪四五十年代，社区卫生整合了逐渐兴起的流行病学、社会医学和预防医学，形成了以社区成员的健康为研究及服务对象的一个医学门类，英国于 20 世纪 60 年代率先将其称为社区医学。六七十年代，西方国家大部分医学院校正式设立社区医学课程，并建立了相应的研究和教学机构。与此同时，社区医学与基层医疗相结合，形成了一种以社区为导向的基层医疗（community-oriented primary care，COPC）服务模式。另外，家庭医疗（全科医疗）同时将基层医疗与家庭、社区等要素相结合，形成了集合生物医学、行为科学、社会科学等领域的最新研究成果以及通科医疗成功经验的一门综合性医学学科——全科医学。全科医学以其理论的系统性、实用性、综合性和先进性成为医学教育改革及医疗改革的一个热点。

2. 社区医学概念

社区医学是一门研究维护和促进人群健康的医学学科。借助社会医学、预防医学等观念和理论，利用流行病学和卫生统计学的基本方法，通过开展社区调查、社会调查、人群筛查等活动收集信息和资料，对此进行统计分析和评价，最后做出社区诊断，找到影响社区人群健康的因素和主要问题，分析问题的产生与发展，明确社区居民对卫生服务的需求和需要，提出可用于解决问题的资源及解决问题的先后顺序，制订并实施一系列的社区卫生服务计划，调动社区内外所有的医疗和非医疗资源，促进维护社区人群的健康。同时还应对社区卫生项目的过程、效果、效率、效益和效用进行评估，以便有限的资源可以被最大化地利用，产生最佳效益。以上服务称为社区医学服务。

3. 社区医学服务的特征

社区医学服务的特征：①以人群为对象；②以维护和促进人群的健康为目的；③运用流行病学、卫生统计学、公共卫生学和预防医学的理论和方法；④以预防为主；⑤以公共卫生人员为核心。

中国的社区医学服务不同于国外。国外的社区卫生服务的提供者是以公共卫生人员为核心的卫生服务团队，而中国则是由以全科医生为核心的卫生服务团队提供基本卫生服务，等同于全科医疗服务，包括以个人为中心的健康照顾、以家庭为单位的健康照顾、以社区为范围的健康照顾等内容。

4. 服务的意义

第一，维护个人及家庭的健康。只有提供以社区为范围的服务，才能全面了解人群健康问题的性质、形态和公众就医行为。医生在门诊或住院部中所接触到的疾患或病人仅是社区中所有有健康问题者或者是病人中的一小部分人群。因此，如果仅研究这部分人群的健康问题的性质、形态和公众的就医行为，是无法代表整个人类健康问题的完整印象的。实际上，医生所接触到的病人仅仅是社区中所有病人的一小部分，多数病人通过各种形式的自我保健获得痊愈。因此，在维护个人及其家庭的健康方面，个人及其家庭的主观能动性起决定性的作用，医生所起的作用是非常有限的，现代医学已明显忽视了这一点。

第二，观察健康问题。社区是个人及家庭健康与疾患的重要背景，只有在社区这个背景下观察健康问题，才能完整、系统地理解个人及其家庭的健康与疾患，忽视社区这一背景因素的作用，难免会使医生在诊疗方面走进死胡同。

第三，预防比疾病诊疗更有价值。以社区为服务范围要求全科医生同时关心求医者、未求医者和健康人，只有这样，才能更有效地维护社区全体居民的健康。一方面，求医者不一定有十分严重的健康问题，而未求医者的问题不一定就不严重，因此，未求医病人的问题往往对社区居民的健康状况的影响更为重要。另一方面，只治病而不防治不仅不符合卫生经济学的观念，更使得医疗保健服务无法取得理想的成效。因此，维护社区健康，社区预防比疾病诊疗更有价值。

第四，合理利用有限的卫生资源。卫生资源是有限的，并非取之不尽，用之不竭。而

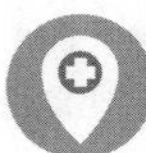

想要合理利用有限的卫生资源只有通过提供以社区为范围的服务才能实现。最大程度地满足社区居民追求健康生活的要求。社区是解决人群健康问题的理想场所和提供有效资源的场所，维护社区居民的健康不仅仅是医务人员的责任，个人及其家庭的责任，更是整个社区乃至社会的责任。社区的积极参与可以弥补卫生资源的不足，使维护社区健康的活动在相关政策、制度或行政干预的推动下成为全社区参与的群众性运动，最终产生的效果是单纯依靠医疗保健机构的努力而无法获取的。对社区资源的利用程度是社区保健成败的关键。

第五，有效控制各种疾病在社区中的流行。提供以社区为范围的服务，可有效控制各种疾病在社区中的流行。全科医生通过个别病例的接触，及时地预测或掌握有关疾病在社区中的流行趋势及规律，迅速采取有效的预防及控制措施，以便及时、有效地阻止有关疾病在社区中的流行。从个人及其家庭出发预测有关疾病在社区中的流行趋势及规律，又从社区预防的角度去维护个人及其家庭的健康，这是以社区为范围的服务的重要特征。

第六，提高基层医生的服务能力和服务效益。提供社区规划性的医疗保健服务是提高基层医生的服务能力和服务效益的理想途径，也是实施全民健康保险的基础。

二、以社区为导向的基层医疗

以社区为导向的基层医疗（community oriented primary care，COPC），是将公共卫生方法与基层医疗实践相结合的方法或模式，其雏形可以追溯至20世纪二三十年代。由南非医生 Dr. Sindey L. Kark 首次提出。20 世纪四五十年代，Dr. Sindey L. Kark 及其同事在南非及以色列开展了以社区为基础的综合性医疗和预防服务。COPC 的成功实施及其良好效果，充分证明了 COPC 的有效性。随后，COPC 的概念、方法或模式被引入到欧美各国，得到了广泛认同并迅速发展。目前，COPC 已经在社区显示出它巨大的影响力。

（一）COPC 的定义

COPC 的定义目前普遍被认为是对社区医学及家庭医学在社区中的优化组合，以社区医学为指导，以基础医疗为基础，以家庭/全科医疗的方式实施照顾。COPC 关注社区，通过社区诊断发现问题，并分析社区内影响健康的因素，动员基层医疗和社区的所有力量，实施以社区为范围的健康目标。

（二）COPC 的基本要素

（1）一个能够提供综合性、连续性、可及性卫生服务的基层医疗单位，如社区卫生服务中心或乡镇卫生院。

（2）一个特定的社区或人群，目标社区可以是地域型社区或功能型社区。

（3）一个确定解决社区主要健康问题的实施过程，主要包括：①确定社区和目标人群；②分析社区特征，掌握社区主要健康问题，确定需优先解决的卫生问题；③制订社区卫生计划和实施社区干预以解决优先问题；④监测并评价干预效果。

三、影响社区人群健康的因素

随着医学模式的转变，人们对健康的认识不断深入，对健康的要求不断提高。充分认识各种因素对人群健康的影响，并制定相应的预防对策对于提高全民族的人口素质，改善人群健康状况是非常重要且必要的。从社区层面分析，影响社区内个体及群体健康的因素包括生物遗传因素、环境因素和卫生服务系统，其中也分为有利因素和不利因素。（见图2－5）

1977年美国卫生部门的统计资料显示，疾病的影响因素悄然地发生变化。因环境因素起病的疾病占30%，最后是生物遗传因素，占10%。其中更有50%的疾病与行为及生活方式有关。行为及生活方式俨然成影响人群健康的“头号杀手”。

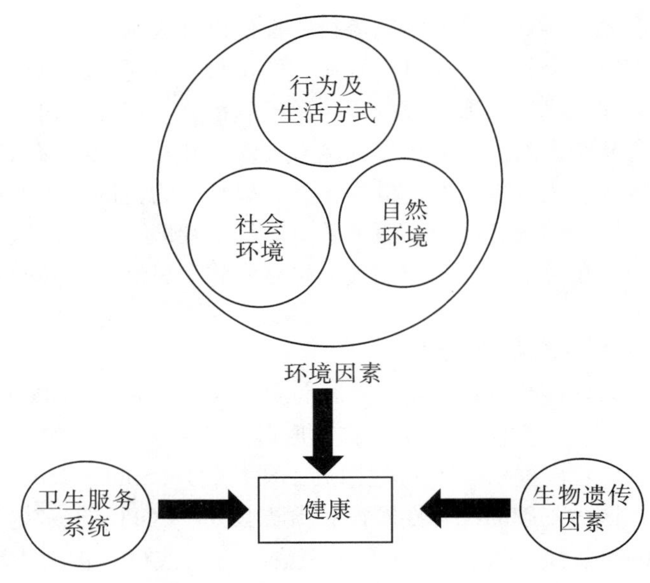

图2－5　影响人体健康的因素

（一）环境因素对健康的影响

环境创造人类，人类依存于环境，受其影响，不断与之相适应。流行病学研究证明，人类的疾病70%～90%与环境有关。所以人类必须建立和保持与外在环境的和谐关系。

1. 自然环境因素对健康的影响

自然环境因素主要指地理和气候因素。关于地理环境对人的寿命的影响，在《黄帝内经·素问·五常政大论》有记载：“一州之气，生化寿夭不同，其故何也？岐伯曰：高下之理，地势使然也。……高者其气寿，下者其气夭，地之小大也，小者小异，大者大异。”意指居住在空气清新、气候寒冷的高山地区的人群多长寿，而那些住在空气污浊、气候炎热且低洼地区的人群则寿命相对较短。而某些自然疫源性疾病，都具有地域性和季节性，从而形成疾病的流行区域。

随着社会的发展，环境污染已成为影响健康的重大问题。环境污染主要包括：空气污染、噪声污染、水质污染、土壤污染、光污染、辐射污染。上述各种因素都会造成人体的生理平衡失调。

故而全科医生除应考虑病人生活的社区是否有地方病外，还应考虑是否有各种环境污染，考虑病人的职业环境，以判断其是否有特定社区相关的健康问题。

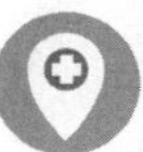

2. 社会环境因素对健康的影响

社会环境又称非物质环境，包括社区的文化背景、经济发展水平和社会心理因素。探讨社会因素对健康的影响对于控制和预防疾病及提高人类健康水平有着重要意义。

（1）文化背景。

作为与人们的生产与生活息息相关的社会现象，文化对人们的健康具有广泛而持久的影响。一方面，教育、道德规范、风俗习惯、宗教信仰等文化因素对健康的影响不仅限于个人，而是影响整个人群。另一方面，文化对人的思想意识、健康观念所产生的影响和作用是短期内不会消失的，因此，文化因素对健康的影响可以持续于生命全周期，甚至是几代人或更长的时间。

（2）经济因素。

社会经济是维护人群健康，提高人群健康水平的物质保证。经济发展的水平直接影响人群健康状况，不同经济发展水平的国家，卫生健康水平存在明显的差异。经济的发展可以通过改善居民的营养状况提高人群的健康水平，另外还可以通过改善居民的生活与生产环境、增加医疗事业的投入、提高医疗技术水平和医疗服务条件，从而提高人群的健康水平。

（3）社会心理因素。

人的心理状态在不同程度上影响着疾病的发生与发展。心理因素是一种重要的致病因素，是生理与躯体之间的桥梁，情绪的变化能引起躯体功能发生各种改变。不良情绪反复或持续地存在能引起内脏功能紊乱，最后导致器官质变。现代社会的高竞争、快节奏、短周期、频更新等特点，给人们带来了沉重的精神压力甚至形成心理负担，从而产生一些心理问题，并导致心理疾病。所以，在保持进取心的同时，还要善于处理和化解压力，培养自己的适应能力、兴趣爱好。

3. 行为及生活方式对健康的影响

生活方式是指人们长期受一定社会经济、文化、风俗、家庭等影响而形成的一系列的生活习惯、生活制度以及生活意识。可以将生活方式理解为不同阶层人群在不同的生活圈、文化圈内所表现出的行为方式。

人们的行为表现直接显现在外，构成生活方式的显性部分，但支配人们行为的价值观是隐性部分，是不可忽略的重要部分。一个人的生活方式是客观存在的。

行为及生活方式因素带来的负面影响主要是指由于人们自身的不良行为和生活方式给个人、人群乃至全社会健康带来直接或间接的危害。其对健康的影响具有潜袭性、累积性及广泛性的特点。行为及生活方式不论是显性部分还是隐性部分都会对人群健康造成广泛的影响。例如上海人习惯生吃毛蚶，导致上海市 1988 年甲肝大流行，170 万人发病。云南宣威烟熏火腿肉美味无比，但宣威地区肺癌发病率高。就民族风俗而言，缅甸巴洞族以长颈为美，在颈上戴上钢环，造成颈部肌肉萎缩、声带变形、锁骨和胸骨下压，影响呼吸。不同的行为模式则可以引发不同的疾病。

大量流行病学研究表明，人类的行为与生活方式与大多数慢性非传染性疾病密切相关，改善行为可有效控制这些疾病的发生、发展；感染性疾病、意外伤害和职业危害的预防、控制也与人类的行为息息相关。全科医生应重视矫正群体的偏离行为，起到健康促进作用。目前我国社区主要存在以下的不良行为，包括：吸烟、酗酒、饮食不当、缺乏体育锻炼、药物滥用、不良性行为。

（二）健康照顾系统对健康的影响

人群的健康状况与社区的健康照顾系统的关系也是极为密切的，社区健康照顾系统是指社区的卫生医疗和卫生人力的统筹安排。社区健康照顾机构对人群健康影响的大小，显示了社区里的人群是否能够得到及时、有效的就医，且就医花费是否能与就医者经济能力相匹配。当前我国社区健康照顾的瓶颈，是缺乏高品质的家庭/全科医生和有效的廉价药物，以及卫生服务的真诚态度。

四、社区诊断

（一）概述

社区诊断又称社区需求评估，是运用流行病学、社会学等定性和（或）定量的方法收集资料，明确社区健康相关特征的过程。社区诊断是制定社区卫生干预计划的基础，为评价干预效果提供基本资料，还能为政府及卫生行政部门等制定社区卫生相关政策、配置卫生资源提供重要依据。

社区诊断是医学发展的一个标志。社区诊断是生物－心理－社会医学模式下的产物，以社区人群及其生产、生活环境为对象，以社区人群健康促进为目的。因此可知，三个诊断是现代医学发展的渐进层次，而社区诊断正是这一发展的体现。

（二）社区诊断在健康管理服务中的地位

第一，社区诊断的个人及其家庭健康档案是全科医生全面掌握社区居民健康状况的手段。全科医生在实施健康管理服务中需对社区居民提供连续性、综合性、协调性和高质量的医疗保健服务。充分了解本人和其家庭的背景资料才能正确理解和鉴定居民或病人所提出的问题，而这只有通过建立完整的居民健康档案才能做到。

第二，社区诊断的健康档案是对社区居民以问题为中心的健康记录。这些社区人群健康的背景资料反映了其心理、社会等多方面问题，具有连续性、逻辑性等特点，将其运用于医学教育，则有利于医学生的临床思维能力和处理病人能力的培养。

第三，规范化的社区诊断是宝贵的科研资料。社区诊断是一个连续和动态过程。如果能够对数年的资料进行动态分析就可以探讨健康和疾病发生和发展的规律，为卫生政策的制定提供理论依据。

第四，完整的居民健康档案还是司法工作的重要参考资料。

第五，社区诊断也是社区卫生服务示范区建设的重要考评指标。

（三）社区诊断的内容

社区诊断的主要内容有社会人口学诊断、流行病学诊断、行为与环境诊断、教育与组织诊断以及管理与政策诊断。

1. 社会人口学诊断

明确社区特点，如社区类型、地形、地貌、自然资源、风俗习惯等。明确人口学特征，如静态人口、动态人口、经济状况等。

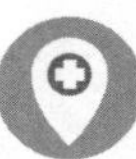

2. 流行病学诊断

明确传染病、慢性非传染性疾病、各类伤害的死亡率、死因构成和死因顺位。从人口动力学角度分析人群中的主要健康问题及分布特征、居民疾病现患情况、居民疾病负担状况、社区特殊健康问题及卫生服务需求与群众满意度。

3. 行为与环境诊断

主要明确健康问题的表象因素。常见的与慢性病有关的危险因素有：吸烟、饮酒、超重、不参加体育锻炼、不合理的膳食结构、高血压、高血脂、生活与工作的紧张度、性格特征等。而环境因素主要包括生产和生活环境及社会环境，如环境污染、居住条件、卫生设施、生活用燃料、文化水平、风俗习惯等。

4. 教育与组织诊断

教育诊断主要是在行为和环境诊断的基础上，对开展健康教育的有利因素及不利因素进行分析。影响健康危险因素存在或消失的因素被称为使动因素，一般分为三类：倾向因素、促成因素和强化因素。组织诊断主要是了解社区组织结构、政府管理系统和志愿者或慈善组织等非政府组织，以及社区卫生服务网络、其他医疗机构、预防保健和计划生育机构等，了解各组织的功能和相互关系等情况，特别是和健康相关的因素。要识别哪些组织有利于开展 COPC，哪些组织可能会阻碍 COPC 的实施并寻找应对措施。

5. 管理与政策诊断

管理诊断主要是评估 COPC 可利用的资源（包括人力、物力、财力等），评估组织的管理水平、资源的配置和质量等。政策诊断是了解对 COPC 有利或不利的政策、法规等，了解存在哪些政策、执行情况如何、覆盖面有多大。

随着医疗改革的不断深入，社区医疗服务已经成为基层医疗机构日常工作的重要组成部分。其特点就是医务人员对社区所管辖范围的各类人群进行全面细致的了解，定期为其身体健康状况进行检查，及时防病于未然。进行有组织、有计划、系统性的教育活动，促使社区人群采取有益于健康的行为和生活方式，消除和减轻影响健康的危害因素，达到预防疾病、维护和促进健康、提高生活质量的目的。当今全球，因为社区医疗不断发挥其作用，专科医院的平均住院日大幅缩短，医疗费用逐步下降。为了实现构建一个友好温暖的大家庭——社区这一共同追求，全球的全科医生正在不断努力。

（宋艳玲、王雅纯）

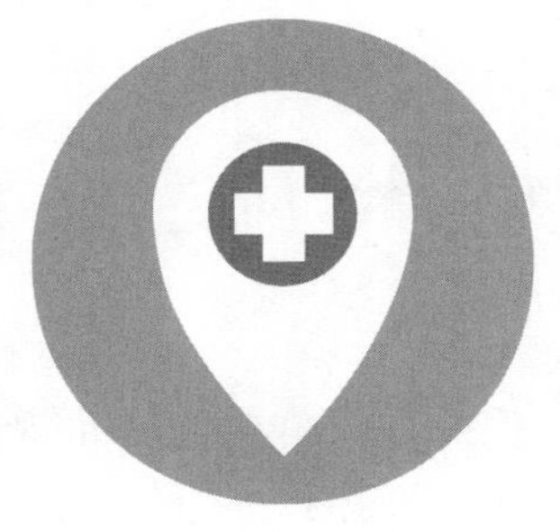

第三章 以预防为先导的健康照顾

预防医学是现代医学的重要组成部分，是社区卫生服务的基本要求。因此，在这里专章展开社区卫生服务只有强化预防医学观念，坚持以预防为主的原则，采取疾病控制和临床预防医学相结合的方法和策略，走群体防近代与个体防控相结合的路线，才能有效地提供连续性、协调性、综合性的卫生服务，才能真正成为居民健康的“守门人”。

人类为谋求生存、适应环境，在与自然界各种危害健康的危险因素作斗争的过程中，不断积累了预防保健经验，并且逐渐形成了完整的预防医学体系。因此，全科医生必须建立预防医学观念，与团队成员分工协作共同开展社区居民疾病预防控制和针对居民个体保健的临床预防工作。

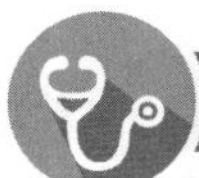

第一节　三级预防原则和策略

预防医学是以人群为对象，研究环境因素对健康的影响、疾病在人群中的分布规律，以及制订预防与控制疾病、促进健康及延长寿命的对策和措施的一门综合性学科。

一、现代预防医学发展史上的两次卫生革命

人类的预防医学观念是在满足和促进人类健康需求的基础上逐步发展而建立起来的，现代预防医学也经历了两次革命，每一次变革都对人类的健康产生意义深远的影响。

（一）第一次卫生革命

19 世纪前，世界范围内的传染病横行，预防医学的主要任务是发现传染病的流行规律，从而提出针对人群的生物学预防措施。人类在与传染病作斗争的过程中，采取了包括免疫接种、隔离检疫、垃圾粪便无害化处理、安全用水等社会性预防措施，并认识到卫生立法和群众运动等公共卫生措施在控制传染病流行方面的重要性。此阶段预防医学主要以群体为对象，按照生物医学模式，有效地控制了严重威胁人类健康的多种传染病的发生和流行。预防的概念从个体防病治病扩大到社会群体的预防，这种医学观念的转变称为第一次卫生革命。

（二）第二次卫生革命

从 20 世纪 40 年代开始，随着严重威胁人类健康的传染病逐步得到控制，各国疾病谱、死因谱发生了明显的变化。由环境有害因素、不良行为习惯与生活方式、卫生保健服务的短缺等因素引起的慢性非传染性疾病与日俱增，如心脑血管疾病和恶性肿瘤的发病率、死亡率大幅增加。这些疾病不仅发病原因非常复杂，而且缺乏有效的根治方法，只能通过临床治疗缓解症状；不仅危害健康，影响生命质量，而且给家庭和社会带来沉重的经济负担，甚至影响有限的卫生资源的合理配置。然而，研究表明，大多数慢性病的危险因素与个体的生活方式和行为习惯有关，但这些因素是可以通过个体的改变来避免的。为此，预防医学的内容逐步从群体的公共卫生预防转向个体与群体相结合；从生物学预防扩大到生物－心理－社会医学模式的预防；从独立的预防服务转向预防、治疗、保健、康复一体化的综合性预防；从以公共卫生人员为主体的预防转向以社会医疗卫生工作者为主体的预防；预防疾病的责任也从以社会为主转向以社会、家庭和个体相结合为主，并从个体

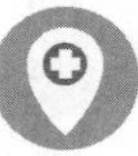

被动接受转向个体主动参与预防。预防医学的这一重大转变被称为第二次卫生革命。

预防医学的工作重心从以传染病的群体预防为主逐步转向以慢性病的群体与个体相结合预防为主，临床医生特别是服务于社区的全科医生，顺其自然地成为执行预防保健的主体，其临床预防医学的知识与技能也成为在社区服务中必备的技术素质。

然而，我国在目前阶段，受经济、文化、卫生资源等因素的共同影响，正处于第一次和第二次卫生革命的交替时期，尽管当前传染病的危害比新中国成立初期有所减轻，但有些传染病如结核病又有蔓延的趋势。我国卫生工作者所面临的传染病防治任务仍然十分繁重。近年来，世界各地出现的一些新发现传染病，如SARS、军团病、莱姆病、艾滋病的流行趋势也表明，各种新发现的传染病对我国人群健康也构成重大威胁。我国目前传染病防控经验和现状都要求基层医务工作者继续努力并积极参与控制传染病的工作中。因此，全科医生必须坚持以预防为主、坚持以预防医学为先导，熟练掌握临床预防医学和疾病预防控制技术，才能从容地应对社区居民各种复杂的健康问题。

二、现代预防医学中的三级预防策略

（一）第一级预防

第一级预防（primary prevention）亦称病因预防或发病前期预防。即采取各种预防措施以控制或消除致病因素对健康人群的危害，是最积极的预防。社区卫生服务中的第一级预防必须是个体预防和社区预防相结合。

个体预防的具体措施包括：

（1）建立和培养良好的生活方式；

（2）保持良好的社会心理状态；

（3）合理营养、平衡膳食；

（4）创造良好的劳动条件和生活环境；

（5）适量的体育锻炼；

（6）保护环境，治理空气、水、土壤的污染；

（7）对职业人群健康的监护。

社区预防则主要通过采取特殊预防措施，包括：

（1）健康教育；

（2）预防接种和计划免疫；

（3）妇女保健；

（4）儿童保健；

（5）高危人群的保护。

（二）第二级预防

第二级预防（secondary prevention）亦称临床前期预防或发病期预防。即在疾病的临床前期做到早发现、早诊断、早治疗，从而使疾病能够得到治愈而不致加重和发展。尤其是一些慢性非传染性疾病，多是致病因素长期作用的结果，如能早期发现，则可制止其向临床期发展。第二级预防的主要任务是在早期发现疾病并及时治疗。前期包括筛检试验、定期健康体检、高危人群重点健康项目检查、周期性检查、专科门诊、居民自我检查；后

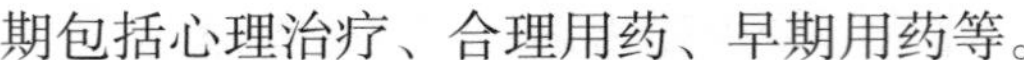
期包括心理治疗、合理用药、早期用药等。

(三) 第三级预防

第三级预防（tertiary prevention）亦称临床预防或发病后期预防。即对病人采取及时治疗措施，防止疾病恶化，预防并发症和病残。对丧失劳动力者或残疾者，通过家庭护理指导、功能性康复、调整性康复、心理康复、社会卫生服务、倡导社会爱护病残者等措施，来促进其身心康复，提高其生命质量并延长其寿命。

三、全科医生的预防医学优势

目前我国卫生资源配置不尽合理，占有大多数卫生资源的综合性医院，把追求设备超前和科室齐全作为主要目标，加上空间环境的限制及管理机制不健全，常造成病人就诊时间流动无序，在挂号、检查、化验、缴费、取药等排队等候过程中，耗去了较长时间，而大多数坐在就诊室的医生，只能用较短的时间询问病史便开出处方，至于疗效如何、病人是否满意及就诊者是否有能力采取预防保健措施等一无所知。

全科医生把为病人或其家庭提供的每一次服务，包括问题咨询、预防保健、诊断治疗等任何形式的服务，都看作提供预防保健的时机，在整个服务过程中贯彻预防为主的服务原则。另外，全科医生的工作性质和服务范围也决定了他们在预防工作中具有的优势。

(1) 全科医生以社区为基础，与社区居民接触频繁，不仅能接触到病人，也能接触到健康人和未就诊者，提供预防服务的机会较多。

(2) 全科医生以人的健康为中心，充分了解居民的健康信念模式，也有利于帮助个体及其家庭改变不良行为和生活方式，朋友式的医患关系也有利于制订个性化的预防保健计划。

(3) 全科医生以家庭为单位，在提供连续性、协调性和综合性卫生服务过程中，有机会了解个体及其家庭完整的背景和健康状况，能全面评价健康危险因素。

(4) 全科医生对疾病病因和发病机制的全面认识，使其预防观念强，能善于发现早期健康问题，并可同时采取三级预防措施。

(5) 全科医生的社会工作能力强，能充分利用社区内外各种资源，提供包括公共卫生和临床预防在内的协调性的预防服务。

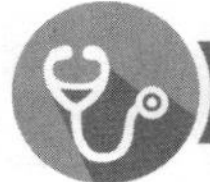

第二节 临床预防医学服务

临床预防又称个体预防，是指在临床服务过程中，由社区卫生服务团队向病人、无症状者、健康人提供的预防保健服务。随着慢性病预防控制工作的深入开展，临床预防的重要性日益显现出来。临床预防是全科医疗中一项基本的、不可缺少的卫生保健服务。

临床医学从个体的治疗扩大到预防服务，而预防医学从重视社会环境的预防扩大到社区预防与个体预防，临床预防医学由此将弥合预防医学与临床医学的间隙空白，为社区居民提供连续性、协调性、综合性的卫生服务。临床预防的主要目的是防止疾病的发生、发展和传播，早期发现、早期诊断、早期治疗疾病不仅可以有效地阻断疾病的发生和发展，而且可以显著地提高临床疗效。

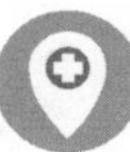

一、监护危险因素评价

全科医生与社区居民及其家庭成员这种朋友式的关系，是全面评价个体健康状况及其危险因素的基础，其所提供的连续性的卫生保健服务，不仅可以较准确地评价个体健康危险因素的强度，还能动态地观察其变化以及预防效果。全面的健康危险因素评价项目主要包括：一般项目和社会因素中的个体健康危险因素。

（一）一般项目

一般项目包括：姓名、性别、年龄、婚姻状况、文化程度、职业、身高、体重、血压等。

（二）个体健康危险因素

（1）生活环境中的危险因素：空气质量、饮用水质、土壤与地质环境、噪声、辐射、其他。

（2）生产环境中的危险因素：生产工艺过程中所暴露的理化因素和生物因素；劳动过程中的组织、安排、作息制度不合理；职业性心理紧张因素；不良劳动姿势与累积性慢性肌肉骨骼损伤等。

（3）生活方式与行为方式：吸烟、酗酒、药物依赖、高盐饮食、膳食结构不合理、体重失控、A 型行为、C 型行为、缺乏体育锻炼以及其他危害健康行为。

（4）个体背景：气质、性格、文化、宗教、信仰、道德、经济、社会地位、人生价值观与奋斗目标等。

（5）家庭背景：家庭关系状况、经济来源、住房条件、生活目标等。

（6）社区社会环境：社区经济发展水平、文化、信仰、安全、民风民俗等。

（7）个人生活环境：生长发育、挫折与障碍、失业、退休等。

（8）既往患病及恢复情况。

（9）医疗服务的可得性和可用性等。

二、早期发现、早期诊断、早期治疗

早期发现、早期诊断和早期治疗是三级预防的内容之一，因此，全科医生理应成为早期发现、早期诊断和早期治疗的最佳执行者。第一，全科医生在服务的社区内遇到的大部分问题都属于早期的、常见的或是心理性的问题，全科医生可以及时地予以处理；第二，全科医生身处社区居民之中，熟悉服务对象的基本状况及其背景，如家庭、婚姻、子女、工作、经济状况等，对居民生理和心理上的变化极有可能产生的健康问题比较了解；第三，全科医生同病人（或健康人）之间没有心理上的障碍，也很少受时间上的限制，往往可以把握好早期发现、早期诊断和早期治疗的时机；第四，全科医生身负预防医学工作的重任，具有强烈的责任心、事业心和特有的职业素质。因此，早期发现、早期诊断和早期治疗是全科医生必须掌握的重要临床预防手段，它对于防控疾病的发展，提高治疗效率，降低治疗费用，有效地、合理地利用卫生资源都是非常重要的。

（一）筛检试验

筛检试验（screening test）是指应用快速的检验、检查或其他手段，对未识别的疾病或缺陷做出推断性鉴定，从外表健康者中查出可能患某病者。对筛检试验呈阳性或可疑阳性者，应进一步诊断。筛检试验目的在于早期发现某些可疑疾病，以便进一步诊断。此外，筛检试验还可以用于高危人群，以便及时防控某些危险因素，预防疾病的发生。如宫颈癌和乳腺癌人群筛检试验的推广和普及，显著地提高病人的生存率、降低死亡率和改善其生命质量。

（二）周期性健康检查

健康检查是整合临床医疗和预防保健的具体措施，许多疾病可以通过以早期发现、早期诊断为目的的健康检查，在尚未出现临床症状前被发现，并可取得较为理想的疗效，显著地改善疾病的预后。

周期性健康检查是指针对来就诊的病人而由医生根据其年龄、性别、职业等健康危险因素为个体设计健康检查计划。医生设计周期性健康检查的参考标准有：

（1）参考危害本地区居民健康的主要疾病或问题；

（2）参考现有的检测手段的检测效能，即能否早期检出；

（3）对于检出者能否取得较满意的预防和治疗效果，参考受检者主要健康危险因素，如年龄、性别、职业等。周期性健康检查项目以突出针对性和个性化为主要着眼点，同时兼顾检查时间的周期性和项目内容的完整性。

周期性健康检查的优点有：

（1）有针对性和个性化的设计，效率高、效果好；

（2）利用病人就诊时实施，省时、省力，还可以节约医疗费用；

（3）可普及性强，能应用到社区的每一位居民，全科医生对发现的问题以最快的速度和最适当的方式与病人联络；

（4）健康检查的结果可以丰富病人的病史资料，特别适用于慢性病的防治。

（三）病例发现

病例发现（case finding）是对就诊病人实施的一项检查、测试或问卷调查，目的是发现病人就诊原因以外的其他疾病。如为常规就诊老年人测量血压以检测病人是否患有高血压病。病例发现是医生在门诊中易于执行的早期诊断措施，对疾病的预防可以起到事半功倍的效果。

（四）预防接种

预防接种又称人工免疫，是指用病原微生物或其代谢产物制成的生物制品接种于人体，使人体产生特异性免疫力。

1. 人工自动免疫

使用免疫原物质接种于人体，使人体产生特异性免疫。自动免疫接种后 2 ～ 3 周即可产生免疫力，持续时间 1 ～ 5 年，其制剂分为以下几种。

（1）减毒活疫苗。

减毒活疫苗由免疫原性强而毒力弱的活菌株或病毒株制成。其优点是能在体内繁殖，长时间刺激机体产生抗体，接种量小，接种次数少，一般只需要注射一次，而免疫效果较强，且持续时间较长甚至终身免疫，如卡介苗、麻疹疫苗等。缺点是：①需要冷冻保存；②若细菌或病毒死亡，疫苗失去活性；③当人体免疫功能低下，疫苗毒性相对升高，可能

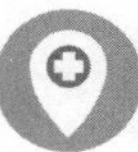

会引起接种者严重感染甚至死亡。

（2）灭活疫苗。

用加热、福尔马林等杀死的病原微生物制成，如狂犬疫苗、流行性乙型脑炎疫苗等。其优点是易于保存，有效期时间长，一般可保存1年左右；缺点是注射次数多，注射剂量较大，局部和全身反应比较明显。

（3）类毒素。

类毒素是经过解毒而保持其抗原性的细菌外毒素，能使机体产生抗体，如白喉类毒素、破伤风类毒素等。

2. 人工被动免疫

人工被动免疫即给人体注射含有抗体的血清、免疫球蛋白及转移因子等制剂，以获得现成的免疫力，从而起到暂时性保护作用。特点是：免疫作用起效快，但维持时间短。如免疫血清、丙球蛋白等。

（五）计划免疫

计划免疫是根据传染病的疫情监测结果和人群免疫水平的分析，按照科学的免疫程序，有计划地对特定人群进行免疫接种，以提高人群免疫水平，从而达到控制和消灭传染病的目的。如将麻疹病毒活疫苗、脊髓灰质炎三价混合疫苗、百日咳疫苗、白喉类毒素、破伤风类毒素混合制剂、乙肝疫苗和卡介苗等疫苗列入计划免疫，以预防麻疹、脊髓灰质炎、百日咳、白喉、破伤风、乙肝及结核病等传染病。根据全科医生的工作性质，他们是执行儿童计划免疫工作的最佳人选。

（六）健康教育

健康教育（health education）是通过一系列有组织、有计划的教育活动，帮助个体和群体掌握卫生保健知识，树立健康观念，自觉地采纳有利于健康的行为和生活方式，消除或控制健康危险因素，从而达到预防疾病、促进健康、提高生活质量的目的。

健康教育的核心是教育人们树立健康意识，养成良好的行为和生活方式，其实质是一种干预，它提供人们改变不良行为习惯所需要的知识、技术与服务，使人们在面临增进健康、预防、治疗、康复等各个层次的健康问题时，有能力做出行为抉择。

（七）健康促进

健康促进是以健康为中心的全民教育，它需要社会人群自觉参与，通过自身认知态度和价值观念的改变而形成有益于健康的行为和生活方式。健康促进涉及整个社会群体生活的各个方面，而不仅限于某一部分人群或仅针对某一种疾病的危险因素。

与健康教育相比，健康促进包括政策和环境的支持，健康教育则着重于个体和社会的参与意识与参与水平。因此，健康促进不仅包括了健康教育的行为干预内容，同时还强调行为改变所需要的组织支持、政策支持、经济支持等环境改变的各项策略。这就表明健康工程不仅是卫生部门的事业，而且是要求全社会参与和多部门合作的社会工程。

（八）健康咨询

健康咨询是指与个体进行交流，开展有针对性的健康教育，以改变咨询对象的行为生活方式，降低危险因素，阻止疾病的发生和发展。健康咨询的主要内容如下。

（1）取得咨询对象的信任，建立良好的医患关系。

（2）向全体病人提供咨询。这就是说医生应该将咨询作为一种必须提供的治疗手段公平地用于所有的服务对象。

（3）努力让咨询对象明白不良行为因素和健康之间的关系，才有可能采取相应的措施。

（4）与咨询对象共同评估改变不良行为的困难。有时候，要想改变已经形成的不良行为是很困难的，全科医生应该同咨询对象一起，共同研究对策并且充分地分析所面临的主要问题。

（5）获得咨询对象的承诺。咨询对象一旦有了承诺，他们往往会尽力地履行其诺言。

（6）选择主要的危险因素进行干预。造成一种不良行为的因素可能是多种多样的，咨询的关键是首先要搞清这些影响因素，然后确定优先因素进行干预。

（7）与咨询对象共同制订改变不良行为计划。既为咨询对象提供了活动指南，又可以及时地对咨询对象进行监督和评价。

（8）采用因人而异的综合性干预措施。

（9）积极调动各方面的力量，如家庭、单位和社会等共同参与。

（10）加强对咨询对象的随访和监督，及时发现问题并采取相应措施。

三、临床预防服务指南

全科医生提供临床预防医学服务的内容通常需要根据国家政策和医学服务水平来确定。早在 1976 年，加拿大公共卫生署成立了加拿大预防保健工作组（The Canadian Task Force on Preventive Health Care，CTFPHC），其主要的任务是基于科学证据的系统分析，开发和推广基本医疗和预防服务的临床实践指南。1979 年，CTFPHC 出版第一个专家组报告，评估了 78 种疾病临床预防方法的有效性，并对临床应用提出了建议。此后，CTFPHC 不断发布和更新《加拿大临床预防服务指南》，为加拿大基层医疗临床医生提供实用性参考工具。

1984 年，经美国国会批准，美国卫生与人类服务部组建了美国预防服务工作组（The United States Preventive Services Task Force，USPSTF），其职责是严格审查研究证据，评估研究证据的有效性，基于循证医学为基层医疗机构的临床医生开发临床预防服务指南。临床预防服务指南随着研究证据的更新而不断被修订。目前，该指南被普遍认为是临床预防服务的“金标准”。

我国目前尚未制定类似加拿大和美国专门开发的临床预防服务指南，但早在 2002 年，卫生部疾病控制司就发布了《慢性非传染性疾病预防医学诊疗规范（试行）》。自 2011 年以来，《国家基本公共卫生服务规范》的颁布和定期更新，是全科医生开展公共卫生和预防服务的依据。此外，各专科专家组针对不同疾病的诊疗规范发表相应的专家共识，其中内容也涉及特定疾病的临床预防方法，可供全科医生在基层诊疗实践中参考。

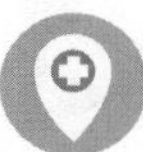

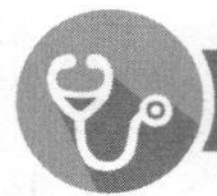

第三节　个体自我保健

个体自我保健是指个体发挥能动作用，保护自己的健康活动，是个体决定自己健康的权力和义务的体现。其内容包括健康行为的培养、预防疾病、自我诊断、自我治疗以及在医疗机构诊治后的继续治疗和康复活动。

个体自我保健作为社区卫生服务的补充形式，发挥着重要的作用。首先，个体自我保健能充分发挥个体在保健活动中的主观能动性，能自觉地为改变自己周围的环境而努力。有些危害健康的生活方式和行为因素，只能依靠个体自我保健活动才能真正得到解决。其次，开展个体自我保健具有巨大的经济效益。个体自我保健实际上是把每个个体不仅看作卫生资源的消费者，而且是卫生资源的创造者，可以有效地克服现有保健系统的缺陷，使人人都成为卫生事业建设的主体。

一、个体自我保健基本方法

（一）生理调节

1. 坚持运动

以自己身体状况为主要依据，制订适宜的体育锻炼计划。

2. 规律生活

人的生命活动是有节律的，养成良好的生活习惯、规律的生活节奏，保证充分的睡眠，适应身体生物周期变化，有利于保持身心健康。

3. 合理膳食

摄入的热量必须满足人体的需要；各营养素的供给不仅数量上要充足、质量上要保证，而且各营养素要有合理的比例；食物要新鲜、卫生、种类多样，不含有害物质，即以量适、质优、卫生为原则。

（二）心理调节

在充满竞争的社会里，必须具有良好的社会适应能力，保持良好的心态和控制紧张的能力。紧张是人们在对刺激物或缓解变化做出反应时表现出的生理和心理反应。适度紧张可使人充满活力，过度紧张则危及人类的心身健康。控制紧张首先应树立正确的人生观，培养乐观健康的性格，保持心理健康。培养广泛的情趣、积极参加各种娱乐活动也有利于控制紧张。

（三）行为矫正

行为矫正包括促进健康行为的培养和消除或控制危害健康的行为，结合健康教育和健康促进活动进行效果更好。

（四）自我诊断

自我诊断指根据自己对医药知识掌握程度和对自己身体状况的了解，对自己身体出现异常感觉和变化所作的判断，如自己所患何种疾病和病情严重程度。自我诊断是需要医务人员指导和医疗机构检查帮助诊断，个体也应掌握自我诊断必备的医学知识和技能，如测

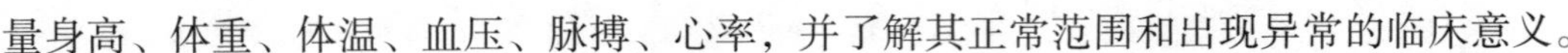

量身高、体重、体温、血压、脉搏、心率，并了解其正常范围和出现异常的临床意义。

（五）自我治疗

自我治疗是指诊断明确后，在没有监护的条件下根据医嘱或自行选择治疗方法、自行用药实施的治疗。自我治疗经济、方便，治疗方法和选用药物由病人自己控制。全科医生应因势利导地进行自我治疗知识教育和技能传授，使病人熟悉所用药物的适应证、不良反应和禁忌证，掌握消毒、注射和换药技术及过敏反应的处理方法。

二、家庭保健

家庭是社会的基本功能单位，家庭有保护其成员（尤其是妇女、儿童、老人）健康的主要职责和义务。家庭状况直接决定着生活事件出现的频率和性质，进而影响人的健康，家庭是自我保健的重要社会基础。

（一）家庭保健的内容

1. 培养健康的生活方式

家庭是培养健康生活方式，并对其成员进行健康管理的重要场所。每个个体的生活方式和行为很大程度上是在家庭中形成的，在家庭中要注意养成健康的生活习惯，合理饮食，避免和纠正不健康的生活方式和行为。

2. 保持家庭心理健康

家庭关系往往比较复杂，易产生各种矛盾和冲突。这要求各成员冷静地、心平气和地处理各种生活事件，保持温暖、宁静、温馨、和谐的家庭气氛。

3. 开展家庭健康教育

在家庭健康教育中，应重视儿童生理及心理教育，从小培养儿童的卫生习惯，养成健康的生活方式。还应重视对青年子女的婚前教育，提供婚姻生活方式方法的有关知识，培养青年子女共处、合作行动能力。

（二）家庭保健的评价内容

1. 家庭基本情况

家庭基本情况主要包括家庭住址、人数及每个个体的基本情况。

2. 家庭结构

家庭结构一般可由家庭成员基本情况或家系图分析得到。

3. 家庭生活周期

家庭生活周期中每一阶段均有其特定的内容及可能出现的问题，应有针对性地收集资料。

4. 家庭功能

家庭功能是家庭评价最主要的部分，可采用家庭功能量表测定。

三、社区保健

社区保健是社区卫生工作者和有关机构通过社区调查，研究社区人群文化和社会特点及存在的社区健康问题，在此基础上制订和实施社区保健计划并对其做出评价的过程。

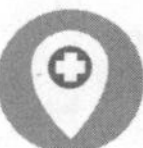

（一）社区保健的内容

1. 社区诊断

社区诊断是通过社区卫生调查和利用有关社区卫生资料，对社区卫生状况和人群健康水平做出初步评价，并对主要健康问题做出结论和判断。社区诊断的主要内容有：社区健康水平和存在的问题、社区卫生状况、社区卫生资源和社区保健意识。社区诊断资料主要来源于社区全面调查或抽样调查以及社区健康档案中有关卫生的统计资料。

2. 制订并实施社区保健计划

制订社区保健计划必须考虑社区卫生需求及社区资源状况，明确解决问题优先顺序。社区保健计划的实施应做到目标明确、组织落实、分工负责、量化考核。计划负责人应及时掌握进度、发现问题、及时纠正，以确保计划顺利实施。

（二）不同社区的保健特点

1. 城市保健特点

主要是加强城市规划，美化城市环境，改善生活条件，开展健康教育，搞好环境卫生、食品卫生，加强疾病和交通事故的预防。

2. 工矿企业保健特点

主要是认真贯彻执行国家颁布的卫生标准和法规，采取控制或消除生产性有害因素的技术措施，加强个体防护和保健。

3. 农村保健特点

主要是加强监控教育、普及卫生知识、改善卫生面貌、大力开展“两管”（管水、管粪）、“五改”（改水、改厕所、改畜圈、改炉灶和改环境）工作，加强农村基层卫生组织建设，建立健全农村医疗保健制度。

四、全科医生在自我保健中的作用

（一）了解影响病人选择自我保健的因素

影响病人选择自我保健的因素是多种多样的，一般包括：健康问题的严重程度和复杂程度；病人对健康问题的认识和经验；病人的自我保健观念和能力；健康信念以及对症状的反应；家庭可用于自我保健的资源；医疗服务的可用性和可得性；个人某些特征如性格、文化程度、职业、经济水平、性别、年龄等。全科医生深入了解影响病人自我保健的主要因素，对有针对性地进行自我保健指导十分必要。

（二）开展自我保健教育

病人选择自我保健来处理健康问题的前提，是具有处理这种问题的经验或从其他途径咨询被认为有用的信息和方法。即使如此，自我保健措施往往是针对症状，对问题的来龙去脉缺乏全面的认识，病人对自我保健效果没有把握，常常是抱着试试看的心理。不适当的自我保健措施可能会延误病情或掩盖问题的严重性，从而引起严重后果。因此，全科医生必须在日常生活中，针对影响自我保健的主要因素，开展自我保健教育，使病人对其健康问题有正确的认识和评价，提高自我保健能力，并避免采取不适当的自我保健措施。

自我保健教育不仅适用于常见急性疾患的预防和早期治疗，而且对慢性病的防控也将产生积极的影响，此举可以显著降低病人对医疗保健服务的需求，也将减少个人的医疗费用。

（三）自我保健信息传播

社区病人自我保健的信息来源途径通常是：家庭、朋友或同事对类似健康问题提供的经验；书报、杂志、科普读物等出版物中有关健康知识；电视、广播、广告、药物说明书等非义务人员提供的民间单方、秘方等。与这些信息来源相比，全科医生提供的自我保健信息无疑具有权威性和实用性。全科医生可利用一切可利用的资源途径，经常性提供具有科学性和实用性的自我保健信息，并开展自我保健技能培训。

全科医生是居民自我保健的倡导者和组织者，可以通过开展自我保健教育提供自我保健的知识和基本技能培训；针对社区主要健康问题制订自我保健计划；组织和领导社区居民对慢性病进行防治；培养社区居民自我保健的责任感。

（麦华德）

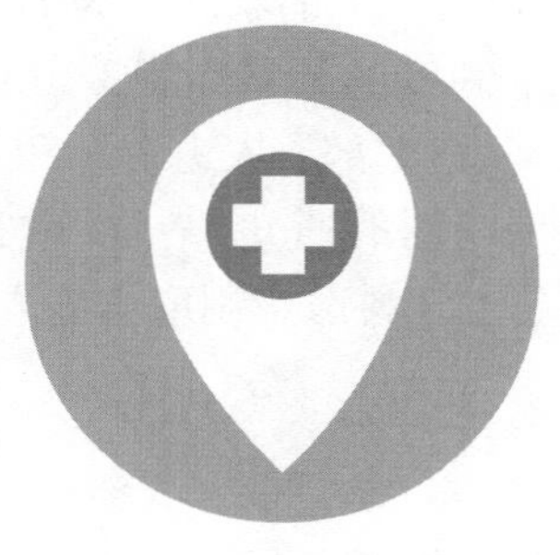

第四章　海南省全科医学概况

随着海南省经济发展和人民生活水平的提高，城乡居民健康服务的需求不断增加。全科医生作为居民健康的“守门人”，主要在基层承担预防保健、常见病和多发病的诊疗和转诊、病人康复和慢性病管理、健康管理等一体化服务。全科医生队伍的技术水平决定着基层医疗卫生服务水平。建立和推进全科医生制度，加大全科医生培养力度，是保障和改善海南省城乡居民健康水平的迫切需要，是提高海南省基层医疗卫生服务水平的客观要求，是优化医疗资源配置、促进医疗卫生服务模式转变的重要举措，有利于为群众提供连续协调、方便可及的基本医疗卫生服务，缓解群众“看病难、看病贵”的状况。为加快推进海南省全科医生制度建设，根据《国务院关于建立全科医生制度的指导意见》（国发〔2011〕23 号）和国家发展改革委、卫生部、中央编办、教育部、财政部、人力资源和社会保障部《关于印发以全科医生为重点的基层医疗卫生队伍建设规划的通知》（发改社会〔2010〕561 号）等文件精神，结合海南省实际，制定《海南省建立全科医生制度实施方案》（琼府〔2014〕65 号）。

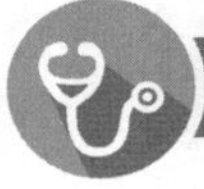

第一节　指导思想、基本原则与主要任务

一、指导思想

以习近平新时代中国特色社会主义思想为指导，按照深化医药卫生体制改革的总体思路和“保基本、强基层、建机制”的基本原则，适应海南省经济社会发展阶段和居民健康需求变化趋势，遵循医疗卫生事业发展和全科医生培养规律，强化政府在基本医疗卫生服务中的主导作用；注重发挥市场机制作用，立足长远制度建设，着眼当前突出问题，创新体制机制，逐步建立和完善符合省情的全科医生制度，全面提高基层医疗卫生服务能力。

二、基本原则

（一）突出实践，注重质量

以提高临床实践能力为重点，规范培养模式，统一培养标准，严格准入条件和资格考试，切实提高全科医生培养质量。

（二）创新机制，服务群众

改革全科医生执业方式，建立健全激励机制，引导全科医生到基层执业，逐步形成以全科医生为主体的基层医疗卫生队伍，为群众提供安全、有效、方便、价廉的基本医疗卫生服务。

（三）整体设计，分步实施

既着眼长远，加强总体设计，逐步建立统一规范的全科医生制度，又立足当前，多渠道培养全科医生，满足现阶段基层对全科医生的需要。

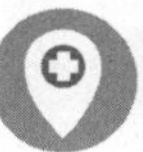

三、主要任务

（一）多措并举推进全科医生培养

1. 规范全科医生培养模式

自2020年起，将全科医生培养逐步规范为两种模式：一是“5+3”规范化培养模式，即先接受5年的临床医学（含中医学，下同）本科教育，再接受3年的全科医生规范化培养，取得执业医师资格，获得全科医生规范化培养合格证书；二是“3+2”规范化培养模式，即先接受3年的临床医学专科教育，再按国家规定的培养标准接受2年的规范化培养，取得执业助理医师资格，获得助理全科医生规范化培养合格证书。同时探索全科医生规范化培养与临床医学（全科医学方向）专业学位研究生教育有机衔接的办法，逐步统一该专业规范化培养和专业学位研究生培养的内容和方式。取得全科医生规范化培养合格证书并符合国家学位要求的临床医师，可授予临床医学（全科医学方向）相应专业学位；符合全科医生规范化培养管理要求，按照规定的培养标准和内容进行培养并考核合格的临床医学（全科医学方向）专业学位研究生，可取得全科医生规范化培养合格证书。（海南省卫生健康委、教育厅负责）

2. 注重全科医生培养质量及全科医学师资建设

全科医生规范化培养以提高临床和公共卫生实践能力为主，在经认定的全科医生规范化培养基地进行，并按照国家规定培养标准执行。同时适当培养学员的教学能力，开发其成长为全科医学师资的潜质。加强全科医学师资队伍建设，按照全科医学师资标准和考官标准，建设师资和考官培训基地。（海南省卫生健康委、教育厅负责）

3. 加强全科医生规范化培养基地建设

全科医生规范化培养基地分为临床培养基地和实践基地，临床培养基地设在三级综合医院和有条件的二级医院，实践基地设在有条件的社区卫生服务中心（社区卫生服务站）、乡镇卫生院和专业公共卫生机构、急救中心。海南省卫生健康委会同有关部门对全科医生规范化培养基地进行督导评估，实行动态管理，并遴选部分能发挥引领和辐射作用的培养基地作为示范培养基地。各全科医生规范化培养基地要建立健全培训管理制度，制定科学、合理、严谨的培训方案，强化全程管理，确保培训质量和医疗安全。海南省财政对全科医生规范化培养基地建设给予适当补助，各市县政府对全科医生规范化培养基地建设和教学实践活动给予必要的经费支持。（海南省卫生健康委、发展改革委、财政厅负责）

4. 规范人员管理

我省全科医生规范化培养采取单位选派学员和招录“社会人”相结合的方式进行，参加全科医生规范化培养的学员作为培养基地住院医师的一部分，培训期间享受培养基地住院医师待遇，财政根据不同情况给予相应补助。其中，单位选派的学员在培养期间，人事关系和工资关系不变，工作年限连续计算，培养基地给予适当的生活补助；具有研究生身份的学员，执行国家现行研究生教育有关规定；招录“社会人”的具体管理办法按照国家相关规定另行制定。（海南省卫生健康委、教育厅、财政厅、人力资源和社会保障厅负责）

5. 完善临床医学基础教育

医学院校临床医学本科教育以医学基础理论和临床医学、预防医学基本知识及基本能力培养为主，同时要加强全科医学理论和实践教学，强化医患沟通、医学人文、医学伦理、基本药物使用、医药费用管理、院前急救等方面能力的培养。（海南卫生健康委负责、省教育厅）

6. 加强继续医学教育

以现代医学技术发展中的新理论、新知识、新技术和新方法为主要内容，加强全科医生经常性、针对性和实用性强的继续医学教育。加强对全科医生继续医学教育的考核，将全科医生参加继续医学教育情况作为岗位聘用、技术职务晋升和执业资格再注册的重要因素。（海南省卫生健康委、人力资源和社会保障厅负责）

（二）过渡期内多渠道培养合格的全科医生

1. 住院医师规范化培训

认真开展“5 +3”模式的规范化培养，逐步探索实施“3 +2”培养模式，不断扩大经过规范化培养并注册全科医师的执业（助理）医师人数。

2. 岗位培训

一是全科医生转岗培训。选拔符合条件的基层在岗执业医师或执业助理医师，在全科医生规范化培养基地进行 1 年的转岗培训，培训结束后通过省卫生健康委组织的统一考试，获得全科医生转岗培训合格证书，可注册为全科医师或助理全科医师。二是城市社区全科医生岗位培训。参加国家中西部地区城市社区全科医生岗位培训，获得省卫生健康委颁发的培训合格证书，具备执业（助理）医师资格者，可注册为全科医师或助理全科医师。（海南省卫生健康委负责）

3. 定向培养

对国家农村订单定向医学生免费培养项目招收的临床医学本科医学生，培养院校要适当增加临床技能培养和公共卫生实习时间，学生毕业后按有关规定参加全科医生规范化培养合格并取得执业医师资格后注册为全科医师。自 2015 年起，对定向到乡镇卫生院工作的 3 年制临床医学专科毕业生，在全科医生规范化培养基地经过 2 年临床技能和公共卫生培训合格并取得执业助理医师资格后，注册为助理全科医师。2015 年之前我省定向培养的临床医学专科毕业生在全科医生规范化培养基地接受为期 1 年的转岗培训取得合格证后到乡镇卫生院工作，考取执业助理医师资格者，可注册为助理全科医师。（海南卫生健康委、教育厅负责）

4. 提升学历层次

鼓励基层在岗乡村医生参加相应学历教育，符合条件后参加执业（助理）医师考试。通过考试并参加相关培训取得合格证的，可按程序注册为全科医师或助理全科医师。医务人员持有全科医学本科及以上学历者，获取执业医师资格后可注册为全科医生。（海南省卫生健康委、教育厅负责）

（三）改革全科医生执业方式

1. 执业管理

在全科医生规范化培养阶段，尚未取得执业医师资格证书的学员，可在具有执业资格的带教师资指导下进行临床诊疗工作。培训期间，可依照《执业医师法》相关规定参加国家医师资格考试。过渡期内，全省范围内经过规范化培养的全科医生，在基层医疗机构有

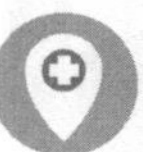

空编、空岗的情况下，经考核，可凭执业（助理）医师资格证和全科医生规范化培养合格证办理入编手续。

具有执业（助理）医师资格的临床医学专业医务人员，按规定注册为全科医师后，其获取医师资格后的医师工作经历计入报考全科医师中级技术职称的要求年限。过渡期内，已考取全科医师中级职称但未注册为全科医师者，可办理注册；具有主治医师或副主任医师专业技术资格的内科专业医务人员按规定注册为全科医师后，其获取当前专业技术资格后的工作时间计入申请晋升的高级职称的要求年限。

过渡期内，在我省乡镇卫生院或社区卫生服务中心执业的临床类执业（助理）医师，县级及以上医疗机构的内科专业医务人员，参加规定的全科医生岗位培训或转岗培训并取得合格证后，可增加全科医学专业作为执业范围进行注册。

过渡期后，临床医学专业（非全科医学方向）毕业的医务人员注册全科医师，必须通过国家医师资格考试取得执业医师资格，同时经过全科医生规范化培养取得合格证书。

鼓励取得执业资格的全科医生在基层服务，可按照《海南省医师多点执业管理办法（试行）》有关规定多点注册执业。全科医生可以在基层医疗卫生机构（或医院）全职或兼职工作，也可以独立开办个体诊所或与他人联合开办合伙制诊所。（海南省卫生健康委、编办、人力资源社会保障厅负责）

2. 建立契约服务制度

基层医疗卫生机构要与居民签订一定期限的服务协议，建立相对稳定的契约服务关系，服务责任落实到全科医生个人。每名全科医生的签约服务人数控制在 2000 人以内，其中签约服务的老年人、慢性病人、残疾人等特殊人群不低于签约居民总数的 10%。（海南省卫生健康委负责）

3. 建立分级医疗和双向转诊机制

探索建立基层首诊和分级医疗管理制度，明确各级医院出入院标准和双向转诊机制，制定鼓励基层首诊和鼓励双向转诊的政策措施。将医保定点医疗机构执行双向转诊和分级医疗情况列为考核指标，考核结果的使用依据国家规定执行。（海南省卫生健康委、人力资源社会保障厅负责）

4. 提供服务平台

鼓励全省二级甲等及以上综合医院按照规定的程序设置“全科医学科”，开展全科医学服务，其中承担全科医生规范化培养任务的医院必须设置“全科医学科”。乡镇卫生院应按要求逐步设置全科门诊。以上暂未设置“全科医学科”的医疗机构聘用全科医师可在预防保健科、康复医学科、老年医学科等相关科室执业，为全科医生执业提供有利条件。（海南省卫生健康委负责）

5. 加强监管

加强对全科医生执业注册管理和服务质量监管，建立以服务数量、服务质量、居民满意度等为主要指标的考核体系，对全科医生进行严格考核，考核结果定期公布，考核结果的使用依据国家规定执行。（海南省卫生健康委、人力资源和社会保障厅负责）

（四）建立全科医生的激励机制

1. 合理确定全科医生劳动报酬

医疗卫生机构内部绩效工资分配可采取单独设立全科医生津贴等方式，向全科医生等承担临床一线任务的人员倾斜。绩效考核要充分考虑全科医生服务的居民数量、门诊工作量、服务质量、居民满意度，以及居民医药费用控制情况等因素，努力使全科医生收入不低于专科医生。（海南省人力资源和社会保障厅、卫生健康委负责）

2. 鼓励城市医院医生到基层服务

严格执行城市医院医生在晋升主治医师和副主任医师职称前到基层服务的规定。卫生行政部门要做好组织、管理和考核工作。建立健全城市医院与基层医疗卫生机构的对口支援制度和双向交流机制，县级以上医院要通过远程医疗、远程教学等方式加强对基层的技术指导和培训。要制定管理办法，支持城市医院医生（包括退休医生）采取多种方式到基层医疗卫生机构（含私人诊所等社会力量举办的医疗机构）提供服务，并可获得合理报酬。（海南省人力资源和社会保障厅、卫生健康委负责）

3. 制定健全全科医生到艰苦边远地区工作的津补贴政策

对到人口稀少、艰苦边远地区政府办基层医疗卫生机构工作的全科医生，按国家规定发放艰苦边远地区津贴。对在这些地区独立执业的全科医生，要制定优惠政策或给予必要补助。（海南省人力资源和社会保障厅、财政厅、卫生健康委负责）

4. 拓宽全科医生职业发展路径

政府举办的城市社区卫生服务机构和乡镇卫生院必须有合理数量的全科医生岗位。同时可按国家有关规定设置特别岗位，招聘优秀专业技术人才到基层医疗卫生机构工作。经过规范化培养的全科医生到基层医疗卫生机构工作，可提前一年申请职称晋升，并可在同等条件下优先聘用到全科主治医师岗位。要将签约居民数量、接诊量、服务质量、群众满意度等作为全科医生职称晋升的重要因素，基层单位全科医生职称晋升按照国家有关规定可放宽外语要求，不对论文做硬性规定。建立基层医疗卫生机构人才流动机制，鼓励全科医生在县级医院与基层医疗卫生机构双向流动。专科医生培养基地招收学员时，同等条件下优先录取具有基层执业经验的全科医生。（海南省卫生健康委、人力资源和社会保障厅、编办负责）

四、实施步骤

（一）启动试行阶段（2014—2015 年）

1. 制定办法，完善政策

2015 年 6 月底，海南省卫生健康委、教育厅、人力资源和社会保障厅、财政厅、编办等部门组织制定出台相关实施细则。

2. 建设全科医生规范化培养基地

选择海南医学院作为全科医学师资培训基地，省内符合条件的三级综合医院和部分二级医院作为全科医生规范化培养基地，以有条件的社区卫生服务中心、乡镇卫生院和专业公共卫生机构为实践基地的全科医生培养实训网络。具体建设标准和管理办法按照国家规定执行。（海南省发展改革委、卫生健康委、教育厅、财政厅负责）

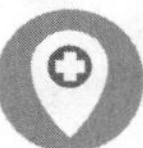

（二）推行完善阶段（2015—2020 年）

1. 在全省推行全科医生制度

2015 年起，在全省推行全科医生制度。（海南省直有关部门、各市县政府负责）

2. 完善全科医生制度建设

到 2020 年年底前在全省建立具有一定数量规模的全科医生队伍，建立起“首诊在基层”和“双向转诊”服务模式，建立相对完善的全科医生制度体系，全面实现总体目标。（海南省直有关部门、各市县政府负责）

五、保障措施

（一）切实加强组织领导

建立全科医生制度工作由海南省深化医药卫生体制改革领导小组统一领导，市县政府组织实施。各有关部门要充分认识建立全科医生制度的重要性和紧迫性，将全科医生制度建设作为深化医药卫生体制改革的一项重要任务，纳入政府管理目标和责任考核指标，加强领导，精心组织，周密部署。编制、人事部门尤其要针对基层医疗卫生机构需要增加全科医生，但又不可能过多增加编制的问题，探索建立基层医疗卫生机构全科医生使用新机制。各相关部门要落实责任，指定专人负责。海南省深化医药卫生体制改革领导小组办公室对各市县、各部门实施情况要加强督导检查，及时研究新情况、新问题。各市县政府要按照本实施方案精神，尽快制定本市县全科医生制度实施细则，分解目标任务，层层落实责任。

（二）完善政策法规

各相关部门要依据现行法规政策，加强制度研究，注重政策衔接，制定出台相关实施细则。形成口径一致、便于操作的全科医生制度政策体系。强化政策措施的衔接，确保全科医生制度稳步实行。

（三）鼓励探索创新

建立全科医生制度，是对现行医生培养制度、医生执业方式、医疗卫生服务模式的重要改革，涉及面广、关联度大、影响深远。对改革中的难点问题，鼓励各地先行试点，积极探索。各有关部门要深入开展调查研究，密切跟踪工作进展，认真总结经验，及时加以推广。

（四）合理规划全科医生的培养使用

各有关部门要在国家指导下统一规划全科医生培养工作，以岗位需求为导向，科学调控临床医学专业招生规模。各市县要根据全科医生培养数量目标确定培训需求计划，省卫生健康委要统筹制订全省医生岗位需求计划，每年公布全科医生培养基地名单及招生名额，并以市县为单位公布全科医生岗位需求计划。省教育厅及医学院校在制订临床医学本科生和临床医学专业学位研究生招生计划时，要与医生岗位需求计划相衔接。

（五）发挥行业协会作用

充分发挥省医学会全科医学专业委员会的作用，加强专业委员会能力建设，参与制订我省全科医生培养内容、标准、流程及全科医学师资培养与考核等工作。省医师协会筹备成立全科医师分会，引导和强化全科医学行业自律，参与规划我省全科医生培养基地布局，做好基地认定和日常管理等工作。

（六）做好舆论宣传引导

通过健康教育、舆论宣传等方式培养居民的预防保健观念，引导居民转变传统就医观念和习惯，增强全社会的家庭医生契约服务意识，为实施改革营造良好环境。

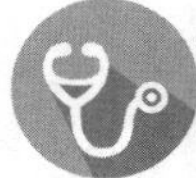

第二节　海南省全科医生培养现状

一、海南省基本概况

（一）地理状况

海南省位于中国的最南端，全省陆地总面积3.5万平方千米，海域面积200万平方千米，是仅次于台湾岛的中国第二大岛屿。海南岛地处热带北缘，属热带季风气候。地势中间高、四周低，年平均气温为22℃～27℃，年日照时数为1 750～2 650小时，光照率为50%～60%。海南省雨量充沛，年降水量为1 000～2 600毫米，年平均降水量为1 639毫米，有明显的多雨季和少雨季。海南省国土资源丰富，旅游资源极富特色，2013年接待游客来琼3 672.71万人次。

海南省是我国最年轻的省份，全省有4个地级市（包括2012年7月成立的三沙市），5个县级市、4个县、6个自治县、1个国家级经济技术开发区，基层设置183个镇、21个乡、21个街道。

（二）人口状况

2014年年末全省常住人口903.48万人，城镇人口比重提高到53.76%，男女性别比为116.61∶100，人口出生率为14.56‰，死亡率为5.95‰，自然增长率为8.61‰。海南省世居民族为汉族、黎族、苗族、回族。世居的黎族、苗族、回族，大多数聚居在海南岛中部以及南部的琼中、保亭、白沙、陵水、昌江等县和三亚、五指山等市。海南虽然是全国人口较少的省份之一，但人口密度达每平方公里253.5人。省内人口分布地区间差异较大，沿海地区人口密集、中部山区人口稀少。人口向经济发达地区明显的聚集效应造成了医疗条件不平衡的现象。

2018年，全省人口平均预期寿命为78.57岁。人口年龄结构呈现少年人口和劳动适龄人口比重下降、老龄人口比重上升的态势。老年人口比重上升使得总人口抚养比（即赡养率）达38.1%。人口老龄化速度加快使得人群中慢性非传染性疾病的比例明显升高。加强医疗体系对老年人健康的照顾能力是海南省基层医疗改革的一项重点内容。

二、海南省医疗及医学教育现状

（一）医疗机构资源

1. 医疗机构数量

2014年，海南省共有医疗卫生机构5015家，医院191家（其中综合医院150家、中医院16家、中西医结合医院5家、专科医院20家）。有基层医疗卫生机构46家，其中社区卫生服务中心22家、乡镇卫生院298家、社区卫生服务站130家、村卫生室2706家。

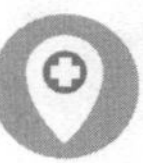

配置了119家专业的公共卫生机构，其中疾病预防控制中心（防疫站）28家、健康教育所（站）3个、急救中心（站）3个、采供血机构2家、卫生监督所23家、计划生育技术服务机构17家。拥有疗养院2家。目前，海南省并没有配置民族医院、护理院、医学科研机构、医学在职培训机构和统计信息中心。

2014年，海南拥有公立医院158家（其中三级医院11家、二级医院25家、一级医院27家）。33家民营医院中没有三级医院，仅有1家二级医院。另外，民营医院的类型主要是综合医院和专科医院，分别为14家和15家。平均每个行政村拥有的村卫生室数量由2010年的0.94家上升到2014年的1.05家。

2. 医疗机构床位

2014年，海南各类医疗机构床位数达34 466张，其中医院床位为26 456张（其中综合医院20 830张、中医院3 764张），基层医疗卫生机构床位6 178张（其中社区卫生服务中心571张、卫生院5 458张），专业的公共卫生机构床位1 350张（其中妇幼保健院/所/站1 278张），疗养院床位482张。民营医院床位数占总床位数的4.81%，非营利性医疗机构床位占非公立医疗机构床位数的35.47%。全省床位主要分布在内科、外科、中医科、妇产科、全科医疗科和精神科等科室，床位数均在1 000张以上（其中床位数最大的是内科，达5 493张，其次为外科的4 582张）。

2014年，海南省每千人口床位数为2.93张（其中每千常住人口公立医院床位数为2.81张、社会办医院床位数为0.12张），每千农业人口卫生院床位数为1.31张，每千常住人口省办以上公立医院床位数为0.72张，每千常住人口地市办公立医院床位数为0.46张，每千常住人口县办公立医院床位数为0.80张，每千常住人口其他公立医院床位数为0.83张。

（二）医疗人才资源

1. 医疗技术人员的一般情况

2014年，海南省医疗卫生机构拥有卫生人员66 586人，其中卫生技术人员占89.31%、管理人员占5.14%、工勤技能人员占10.35%。在卫生技术人员中，执业助理医师17 617人、执业医师14 125人、注册护士22 394人、药师（士）2 685人、技师（士）2 649人。基层医疗卫生机构的卫生人员为21 643人，其中卫生技术人员15 196人、全科医师728人、乡村医生卫生员3 596人，较以往都有了不同程度的增加。2011年以来，海南省公共卫生机构的各类人员数量均呈逐年增多的趋势，执业（助理）医师、注册护士、药师（士）、技师（士）的人数在2014年分别达到1 598人、1 580人、179人和473人。基层医疗机构的卫生人员在“保基本、强基层、建机制”的卫生发展战略中发挥着重要的作用，保障着人民群众最基本的卫生服务需求。

2014年，海南省每千常住人口卫生技术人员达到5.70人。每千常住人口执业（助理）医师和注册护士分别由2010年的1.61人和1.82人上升至1.95人和2.48人，城镇地区每千常住人口卫生人员数量远高于农村地区。每千常住人口公共卫生人员0.67人，其中全科医师为0.08人。2013年，城市和农村每千常住人口卫生技术人员分别为7.78人和3.33人；城市和农村每千常住人口执业（助理）医师分别为2.76人和1.24人；城市和农村每千常住人口注册护士分别为3.47人和1.29人。

2. 全科医生队伍现状

2011 年,《国务院关于建立全科医生制度的指导意见》提出全科医生制度建设总体目标，即到 2020 年，在我国初步建立起充满生机和活力的全科医生制度，基本形成统一规范的全科医生培养模式和“首诊在基层”的服务模式，全科医生与城乡居民基本建立比较稳定的服务关系，基本实现城乡每万名居民配有 2～3 名合格的全科医生。海南省目前总人口约 900 万人，这就意味着在未来的几年里，海南省需要至少培养大约 2000 名合格的全科医生。海南省目前已经注册的全科医生加上已经完成转岗培训或者住院医师规范化培训的医师但尚未注册的全科医生总共将近 800 人，也就是说，到 2020 年还需要培养 1200 名全科医生，平均每年需要培养 200 名全科医生。因此，海南省急需建立良好的全科医生培养制度，系统地培养高质量的全科医学人才。

3. 基层人才队伍存在的问题

（1）卫生技术人员“三低”，人才匮乏。全省乡镇卫生院卫生技术人员学历低、职称低、技术低。2011 年全省卫生技术人员统计显示，本科学历 191 人，占 2.9%，其中白沙、琼中为 0；大专学历 1189 人，占 18.2%；中专学历占 51.5%；高中以下学历占 27.4%。高级职称 44 人，占 0.7%，三亚、五指山、东方、屯昌、昌江、陵水、保亭、白沙、琼中等 9 个市县为 0 人；中级职称占 5.8%；初级职称占 73.0%；未获职称占 20.5%。乡村医生中，大专学历 224 人，占 9.7%；中专学历及中专水平占 50.6%。其余大多数是 20 世纪六七十年代培养的“赤脚医生”，文化程度低，医疗水平低，知识、年龄老化。

（2）医疗卫生服务能力低。最近几年，由于政府的大力扶持，全省所有的乡镇卫生院改造项目已经完成，在硬件设施上有很大的改进，但仍有不少乡镇卫生院存在着“有人才无设备、有设备无人会使用”的现象。

调查显示我省乡镇卫生院大部分只能开展一般的内科、儿科、产科服务。不少乡镇卫生院的诊疗技术和村卫生室没有太大区别，基层卫生机构滥用输液的现象非常严重，“三素一汤”（即抗生素、激素、维生素加葡萄糖或生理盐水）现象非常普遍。对我省乡镇卫生院医务人员的现场考评表明绝大多数医生基本医疗技能低下，很多医生甚至不懂如何规范地询问病史、做体格检查，也不能对常见临床症状做全面鉴别诊断并正确地诊治。

最近几年，由于在基层医疗机构实行“收支两条线”，向病人收取的费用与医务人员的收入不挂钩，导致一些医务人员缺少工作热情，轻易地将一些本可以诊治的病人转向上级医院。造成这种现象的另外一个原因是医患关系紧张，基层医务人员为规避医疗风险，过度地转诊病人。

（3）留不住好医生。由于相对较低的收入、相对艰苦的生活环境，不但好的医生不愿来卫生院，而且卫生院现有的技术好一点的医生也是千方百计地往外调。农村缺医、缺药、缺设备，但最缺的是人才、技术，医科大学毕业生一般不会选择到贫困或偏远的乡镇就业。于是很多乡镇卫生院出现了人才断层、后继无人的状况。

（三）主导就医模式

同全国大部分地区一样，海南省目前的主导医疗格局是专科医疗模式。占全省人口近 50% 的农村人口只拥有 30% 的卫生资源，而城市人口则拥有 70% 的卫生资源。卫生资源

大多集中在三级卫生服务机构，而基层卫生资源相对缺乏，导致出现“倒三角”的就医模式。最近十几年的时间里，政府一直致力于发展基层医疗，海南省基层医疗体系已经基本建立，城市的社区卫生服务机构及农村地区的乡镇卫生院等在人力及物力方面不断改善，并且我省医疗保险政策向基层医疗倾斜。但是由于多种原因，“首诊在基层”的格局还是没有实现，造成基层医疗服务机构“门可罗雀”。另外，由于多数老百姓不信任社区基层服务机构，无论大病小病，都会首选到大医院就诊，造成大医院“人满为患”。这样既浪费了大量医疗资源，也给专科医生带来巨大的工作压力，而且因为工作量大、时间仓促，无法为这些患常见病的病人提供优质的服务，导致医患关系恶化，医疗纠纷日益增加。

（四）医学教育

1. 医学院校

海南省唯一的一所省属公办普通高等医学院校是海南医学院，隶属海南省人民政府。海南医学院主要开设 5 年制临床医学本科专业，2013 年获批为硕士学位授予单位，2018 年获批为博士学位授予单位。海南省具备中等卫生职业教育资格的学校共有 8 所，分别为海南省卫生学校、海南省第二卫生学校、海南省第三卫生学校、海南省农垦卫生学校、海口市中医药学校、儋州市卫生职业技术学校、万宁市卫生职业技术学校和乐东县卫生学校。除海南省卫生学校、海南省农垦卫生学校成立于改革开放初期，其他卫校多成立于 20 世纪 50 年代。这些医学院校为海南省医疗卫生战线输送了大量卫生技术人才，是海南省医疗人才培养的主要渠道。

2. 毕业后住院医师规范化培训

海南省同全国其他多数地区一样，在过去的几十年里，医生的临床能力培养除了有限的医学院校学习之外，并没有规范的毕业后教育。目前各类从业医务人员绝大多数是从医学院毕业后就直接投入工作，在临床实践中通过非正规的临床实践跟从高年资医生学习。

毕业后住院医师规范化培训是海南省最近 10 年才在一些有条件的三级医院逐渐开展起来的。自 2010 年起，海南省卫生厅陆续认证了一些专业的住院医师规范化培训基地，并在海南省开始开展面向“社会人”的毕业后住院医师规范化培训，其中包括全科医学专业。

2013 年，海南省卫计委与海南省发改委、海南省财政厅、海南省人社厅、海南省教育厅等部门联合下发了《海南省住院医师规范化培训实施办法（试行）》（琼卫科教〔2013〕35 号），标志着海南省住院医师规范化培训制度正式建立。其目标是：结合海南省实际，建立健全具有海南特色、可持续发展的住院医师规范化培训制度，提高我省医师队伍整体的业务素质和服务能力，为群众提供高质量的医疗卫生服务，满足群众日益增长的健康服务需求。2013 年、2014 年先后成立了海南省住院医师规范化培训工作指导委员会及海南省住院医师规范化培训专家委员会，使得海南省住院医师规范化培训步入正轨。目前，全省住院医师规范化培训实行五个“统一”，即统一招录、统一培训标准、统一公共科目培训、统一信息化管理、统一考核。

海南省在提高住院医师规范化培训质量上计划采取如下措施：①实施精细化管理。形成培训基地—专科—临床科室三级管理责任制，明确管理职责，落实各级部门的培训管理任务。各专业基地、科室设立教学秘书，加强对带教师资、学员的教学监督。严格按照培训细则对学员进行培训，加强对学员的学习管理，强化基础能力的训练。②进一步提高信息化管理水平。完善海南省住院医师规范化培训综合管理平台模块功能，对培训工作实行全面的信息化管理，实时监管各培训基地的培训实施情况，确保培训质量。目前全省统一的住院医师规范化培训综合管理平台已经投入使用。③认真开展带教师资认定工作。对各培训基地符合条件的带教师资进行考核认定，颁发住院医师规范化培训带教导师资格证书。④进一步加强师资培训。采取“走出去”和“请进来”相结合的办法，骨干师资送省外培训基地培训，同时邀请专家在省内对师资进行集中培训，力争按专业将所有师资轮训一遍。建立完善住院医师培训师资管理档案，详细记录带教师资和参加培训情况。⑤进一步加强培训质量把控。制定住院医师规范化培训督导评估细则，每年组织专家对全省各培训基地开展两轮督导检查，加强对培训工作的过程管理和精细化管理，及时对培训基地存在的问题提出整改意见和下一步的工作要求，进一步规范管理，确保培训质量。

三、海南省全科医生培养状况

（一）全科医生培养模式

自2008年开始，海南省开始探索全科医生培养途径，先后尝试了“5+3”全科住院医师规范化培训模式、“3+1”培训模式、“3+3”培训模式、“5年制免费医学生”及“岗位培训”等多种全科医生培养模式。

1. “5+3”培训模式

即先接受5年的临床医学本科教育，再接受3年的全科医生规范化培养。这是《国务院关于建立全科医生制度的指导意见》中明确提出的我国全科医生培养期望的目标模式。海南省全科住院医师规范化培训从2008年开始在海南医学院附属医院进行试点。2010—2013年，随着全省住院医师规范化培训工作逐渐步入正轨，海南省卫计委先后认证了11家医院为全科住院医师规范化培训基地。其中海口市人民医院、海南医学院附属海南医院、海南医学院第一附属医院和海南省农垦三亚医院于2014年被认证为国家级全科住院医师规范化培训基地。

2. “3+1”培训模式

2008—2009年，海南省卫生厅委托海南医学院实施定向委培项目，在高考海南生源中进行定向录取，总共招收250名3年学制临床医学专业（社区医学方向）大专学历学生，政府全额补助学费，毕业后在省级全科培训基地接受为期1年的转岗培训，定向到乡镇卫生院就业。这种“3+1”培训模式只招收了2届学生，毕业生全部在省内乡镇卫生院工作。

3. 订单定向培养5年制医学生

2010—2014年，海南省卫行政部门利用中央项目委托海南医学院招收面向农村的订单定向培养的临床本科生，学制5年。学生学费由中央财政补助，生活费和住房费由省财政补助，毕业生在学习前签约保证毕业后主要到农村地区从事全科医疗工作。该项目计划用5年时间为海南省每个乡镇卫生院定向招收并免费培养1名拟从事全科医疗的5年制临床医学专业本科医学生。其中，培养的医学生人数为2010年80人、2011年80人、2012年110人（含中医专业30人）、2013年100人（含中医专业30人）、2014年130人（含中医专业60人）。实施该项目的初衷是逐步提高和改善农村基层卫生技术人员的专业素质和服务水平，提高基层医疗服务质量。

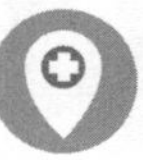

4. “3+3”培训模式

2013—2014年，海南医学院连续2年尝试“3+3”全科医生培训模式。这种模式是在采纳国内很多地区进行的“3+2”培训模式基础上所做的调整。“3+3”培训模式额外增加了1年临床培训，目的是加强学员的临床技能。学员培训合格并取得执业助理医师资格后，可以注册成为助理全科医师。

5. 基层医生转岗培训

海口市最早于2005年委托海口市全科医学临床培训基地，针对海口市社区卫生服务机构的医务人员，举办了600学时岗位培训，内容包括理论学习和临床轮转，总共有121人接受培训并获得培训合格证书。

6. 全科医学继续医学教育

全省每年都举办各类短期全科医学继续教育培训班，海南省卫生健康委还委托海南医学院举办了为期1～4个月不等的全科医生在职继续医学教育。

（二）全科医生培训内容

1. 全科医生规范化培训大纲

根据国家《住院医师规范化培训内容与标准（试行）》（2018修订稿）中的全科医生培训细则，全科医生规范化培养年限为3年（实际培训时间不少于33个月）。因特殊情况不能按期完成培训任务者，允许申请延长培养年限。

（1）临床科室轮转培训。

总计培训时间为25个月。全科住院医师参加临床轮转基地中主要临床科室的诊疗工作，接受临床基本技能训练，同时学习相关专业理论知识。

临床科室轮转建议由全科医学科开始，全科医学科轮转时间为2个月，安排临床基地全科病房和（或）全科门诊；病房轮转期间管理床位数3～5张，同时参与临床基地全科门诊工作。内科轮转时间总计为10个月，病房轮转安排在心内科、内分泌科、呼吸科、消化科等与全科医学科密切联系的三级学科病房，病房轮转时间不少于8个月，管理床位数2～3张；其余时间可选择内科其他三级学科门诊或病房；病房轮转期间可穿插安排内科专家门诊及普通门诊。儿科轮转时间为2个月，安排病房轮转时间不少于1个月，管理床位数2～3张，穿插安排专家门诊及普通门诊。神经内科轮转时间为2个月，安排病房轮转时间不少于1个月，管理床位数2～3张，穿插安排专家门诊及普通门诊。其他科室轮转可安排在门诊完成。同时，应保证全科住院医师在门诊轮转期间安排一定的接诊量。在临床科室轮转的最后1年安排1个月的选修科室，住院医师根据其轮转期间的学习情况、基层工作的实际需求等选择相关三级学科、医学影像科、放射科、检验科等科室轮转。临床科室轮转期间，每月应安排不少于2天时间参与基层实践基地全科医学科等相关科室的实践工作。临床科室轮转期间，每周应安排不少于4学时学习相关学科知识，学习形式包括教学查房、小讲课、专题讲座、相关学术会议、自学读书笔记等。少见病种、地方病、传染病及季节性较强的病种，可采用病例分析、讲座等形式进行学习。

（2）基层基地实践培训。

总计培训时间为8个月。全科住院医师接受全科医疗服务、预防保健与公共卫生服务、基层医疗卫生管理等技能训练，主要在基层医疗卫生机构完成。在基层实践基地完成中医、康复、精防相关培训要求确有困难的，可安排在临床培养基地相应科室或通过签订联合培养协议后由相关专业机构共同完成。第一年、第二年采取临床科室轮转与基层基地实践穿插相结合完成，第三年以在基层基地连续实践为主。基层基地实践期间，每周应安排不少于 2 学时开展全科相关知识学习与技能训练，学习形式包括接诊示范、小讲课、病例点评、案例讨论、教学研讨会、社区卫生调查及自学读书笔记等。为期 3 年的培训建议由基层实践基地的全科门诊开始，最后 1 年在基层实践基地完成全部培训。该培训大纲轮转计划见表 4－1。

表 4－1　全科医学科住院医师培训轮转时间安排

培养方式	具体科室	时间分配（月）
临床科室轮转培训	内科（主要在病房、门诊补充）	10
	全科医学科（病房和/或门诊）	2
	儿科（主要在病房、门诊补充）	2
	神经内科（主要在病房、门诊补充）	2
	妇产科（门诊）	1
	急诊急救（急诊科）	2
	皮肤科（门诊）	1
	外科（门诊）	2
	五官科（门诊）	1
	传染科（门诊）	1
	选修科室（门诊或病房）	1
基层基地实践培训	全科医疗服务（基层医疗卫生机构）	6
	基本公共卫生服务（基层医疗卫生机构）	2
合计		33

2. 海南省基层医疗卫生机构全科医生转岗培训标准

这是为期 1 年的全脱产转岗培训，培训内容主要是在培训基地（综合医院）内进行理论授课、专科轮转及 1 个月的社区实习。由于时间短，大医院内分科又很细，一般基地都是安排学员在各个专科病房轮转 2～4 周。

（三）学员情况

目前海南省接受全科医学培训的学员主要有两类：一类是参加为期 3 年的全科住院医师规范化培训的学员；一类是参加为期 1 年的基层医疗卫生机构全科医生转岗培训的学员。

（四）全科医学师资

我省全科医学师资主要包括两类：一类是在综合医院工作的专科师资，这些专科师资一般都是各专业（比如心血管内科、普通外科、妇产科等）的临床医师；一类是在社区培训基地工作的全科医学师资。

2013 年，一项针对我省全科医学专科师资基本情况的调查分析表明，师资几乎全部为

本科以上的学历，超过2/3的师资为主治医师以上职称。虽然专科师资的个人条件优秀，学历、职称、英语水平都比较高，但接受过全科医学师资培训的人数仅占44.5%，其中取得了全科医学师资培训合格证书的人数仅占全部师资的25.5%。该调查发现，愿意成为全科医学师资的占66.4%，不愿意成为全科医学师资的占22.7%，认为无所谓的占10.9%。有近1/3的人不愿意成为全科医学师资，其理由包括：没有系统学习过全科医学而无法带教、个人原因、专科工作太忙无时间带教、没有薪酬上的回报。

2014年4月至5月，海南省卫计委对五家省内全科医学临床培训基地进行了一次督导检查。结果发现绝大多数的专科师资对全科医学的理念有基本的了解，对培养全科医生的意义有所认识。绝大多数的临床师资都是身兼数职，既要完成自己科室分派的临床、科研工作，又要教本专业的住院医师及进修医生。繁重的工作已经使得很多师资超负荷工作，这让很多师资感觉全科医生的临床教学是一种负担，实在力不从心，无法满足全科医学的教学需求，无法高质量地完成临床带教工作。这种情况使得很多全科培训学员在临床轮转中只是“跟着老师看看”，很少能在师资的督导下亲自管理病人并亲自动手操作。

上述全科医学临床和社区师资的情况，严重地影响了海南省全科医生培训的效果。

（五）全科医生培训评估和管理

目前我省已经建立起住院医师规范化培训管理平台，作为临床轮转考核的一部分，学员要将临床记录及时上传到该平台。培训过程性评估的主要形式是各轮转专科出科时组织的笔试和技能考试。3年培训结束时，海南省卫生行政部门统一安排结业考试（主要是理论考试）。在以临床技能提高为目标的过程性评估方面还有待提高。

（曾望远）

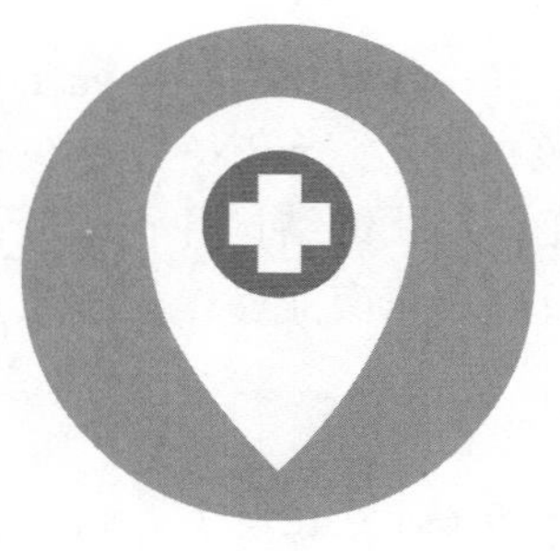

第五章 海南省基层常见疾病的全科医学处理

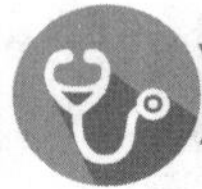

第一节　珠蛋白生成障碍性贫血

一、概述

（一）定义

珠蛋白生成障碍性贫血（thalassemia），又称地中海贫血，是一组常染色体不完全显性遗传性疾病。它是由于基因缺陷导致控制珠蛋白肽链的信使核糖核酸（mRNA）减少，致使一种或几种珠蛋白肽链的合成减少，造成血红蛋白成分改变，但肽链结构并不改变，导致红细胞寿命缩短而引起的慢性溶血性贫血。本病在地中海沿岸和东南亚各国较多见，在我国多发于华南及西南地区。

（二）病因和发病机制

珠蛋白肽链合成障碍最多见于β链（β珠蛋白生成障碍性贫血），其次为α链（α珠蛋白生成障碍性贫血），其他均少见。

1. β珠蛋白生成障碍性贫血

β珠蛋白生成障碍性贫血是由于位于11号染色体短臂的两个β珠蛋白基因或与其相关的DNA序列发生点突变，在转录、RNA的加工及翻译过程中出现各种障碍，导致β珠蛋白合成不足或缺如引起的。目前已发现了130余种。临床上将其分为轻型、重型和中间型3种。β链合成障碍时，HbA（α2β2）形成减少，引起小细胞低色素性贫血，其血红蛋白总量部分由γ链和δ链产生增加予以维持，因而HbF（α2γ2）与HbA_2（α2δ2）常增高。β链合成减少或缺失，导致α链相对过剩，在红细胞和幼红细胞中形成包涵体，附着于红细胞膜，使细胞变僵硬，并影响这种细胞的成熟和增生。这种红细胞可在骨髓内被破坏，亦可在通过微循环特别是脾窦时，被撕裂或变成泪滴形红细胞残片。同时由于α链包涵体的存在还影响细胞膜的功能，使红细胞寿命缩短。

2. α珠蛋白生成障碍性贫血

根据α珠蛋白基因的不同程度缺失或核苷酸的缺失、插入或置换，导致α珠蛋白合成的障碍，出现不同的临床表现，而将其分为4种类型，即静止型、标准型，HbH病和HbBart胎儿水肿综合征。α链合成障碍时，HbA、HbF和HbA_2均同样减少，引起小细胞低色素性贫血。由于α链缺乏，未结合的γ链和β链能分别聚合成HbBart（γ_4）和HbH（β_4），在外周血中二者均不稳定，可沉淀而形成包涵体，通过脾脏时易遭破坏，致使红细胞寿命缩短。

因此，珠蛋白生成障碍性贫血的发生与红细胞无效生成，外周病理性红细胞在脾脏或单核－巨噬细胞系统中被破坏，红细胞寿命缩短有关。

二、临床表现

（一）常见症状及体征

1. β珠蛋白生成障碍性贫血

（1）轻型病人无症状或轻度贫血，脾不肿大或仅轻度肿大，贫血可因感染、妊娠等情况加

重，并可出现轻度黄疸，亦可有缺铁性贫血。父母一方为β珠蛋白生成障碍性贫血杂合子。

（2）重型大多在婴儿期出现贫血、黄疸、肝脾肿大。患儿有特殊面容（头大、额骨隆起、颧骨高出、鼻梁低平、两眼距增宽，面部表情呆痴），发育不良、智力迟钝，易合并感染。若能存活到10岁，可出现个体矮小，性功能、肾上腺功能低下，可继发血色病，出现心力衰竭、肝硬化、糖尿病等，年长儿尚可继发胆结石、心包炎和下肢溃疡等。父母常均有β珠蛋白生成障碍性贫血。

（3）中间型介于轻型与重型之间。

2. α珠蛋白生成障碍性贫血

（1）静止型无临床症状、体征，亦无贫血。父母一方有α珠蛋白生成障碍性贫血。

（2）标准型有轻度贫血，但一般无自觉症状。父母一方或双方有α珠蛋白生成障碍性贫血。

（3）HbH病（中间型）有轻、中度贫血，2/3以上病例有肝脾肿大，反复出现黄疸，但无特殊面容，骨骼改变轻微，生长发育无障碍，妊娠、感染及服用氧化剂药物等可加重贫血。父母双方常均有α珠蛋白生成障碍性贫血。

（4）HbBart胎儿水肿综合征（重型）为α珠蛋白生成障碍性贫血中最严重者，胎儿常于妊娠后期死亡或早产。胎儿生下时，全身水肿、皮肤苍白、肝脾肿大、四肢畸形而小，产后多很快死亡。父母双方均有HbH病或标准型α珠蛋白生成障碍性贫血。

（二）实验室检查

1. 血象

可见轻、重程度不等的小细胞低色素性贫血。红细胞大小不等，形态不一，可见靶形、泪滴形红细胞，有核红细胞和红细胞碎片等。网织红细胞正常或增高。

2. 骨髓象

红细胞系统增生活跃，以中、晚幼红细胞占多数，粒红细胞比例倒置。轻型病例改变可不明显。

3. 红细胞渗透脆性试验

红细胞渗透脆性减低是本病的特征之一。

4. 血红蛋白检查

（1）β珠蛋白生成障碍性贫血。

轻型：HbA_2 > 3.5%，HbF正常或轻度增加（不超过5%）。

重型：HbF > 30%。

中间型：HbF可达10%。

（2）α珠蛋白生成障碍性贫血。

静止型：HbA_2和HbF正常，新生儿期可出现1%～3% HbBart，出生后3个月消失。

标准型：HbA_2含量为正常低限（1.5%～2.5%），HbF正常，新生儿期HbBart可达5%～8%，出生后6个月完全消失。

HbH病：HbH明显增高（2.5%～40%），HbA_2和HbF正常，血红蛋白电泳可出现HbH区带。红细胞HbH包涵体阳性。

HbBart胎儿水肿综合征：HbBart > 80%，抗碱血红蛋白增加，可有少量HbH，而缺乏

HbA、HbA_2 及 HbF。

5. X 线检查

重型多有骨骼改变，表现为骨质稀疏、皮质变薄、髓腔增宽，最早见于掌、距骨。颅骨内外板变薄，其间可有垂直状或放射状骨刺，板障增宽。

三、诊断与治疗

（一）诊断及鉴别诊断

根据临床表现和实验室检查，结合家族史和籍贯，排除其他血红蛋白病和缺铁性贫血等疾病，对重型与较重的病例多可确诊，疑难病例可做 α 和 β 珠蛋白链的合成比率测定和基因分析。鉴别诊断：①需与其他小细胞低色素性贫血的疾病相鉴别，如缺铁性贫血、铁粒幼细胞性贫血。②需与其他可引起 HbF 增高的疾病相鉴别，如纯红细胞再生障碍性贫血、持久性 HbF 综合征、其他引起髓外造血的疾病。③需与其他可引起 HbA_2 增高的疾病相鉴别，如各种不稳定血红蛋白病等。

（二）治疗

轻型病例常无须治疗，重型病人可采用下列治疗措施。

1. 输血

输血原则为：

（1）若血红蛋白≥75g/L，无须定期输血；

（2）若合并感染、妊娠，可适当给予输血；

（3）严重贫血患儿需定期输血，且主张高量输血疗法，尽可能输浓缩红细胞，剂量按每次 10～15 mL/kg，使血红蛋白维持在 120 g/L 以上。适用于幼儿，可防止脸部特征性改变，病人可接近正常生长发育，抑制胃肠道铁的吸收，防止或延缓脾肿大，减少感染，改善心脏功能。

近年有人用细胞采集术分离幼红细胞，用大剂量幼红细胞输注疗法治疗珠蛋白生成障碍性贫血患儿。其优点在于幼红细胞寿命长，可延长输血间隔和减少输血次数，减轻体内铁的负荷。

2. 铁螯合剂

长期反复输血可致含铁血黄素沉着，引起继发性血色病，导致心力衰竭、肝硬化、糖尿病、性腺功能障碍、生长发育停滞和皮肤呈青灰色色素沉着。在输血的同时应用铁螯合剂治疗，可以促进铁的排泄，防止发生铁超负荷。

目前临床上常用的铁螯合剂为去铁胺（DFO）。一般主张 3 岁后或多次输血后有铁负荷过重（血清铁 >35. 8 μmol/L，血清铁蛋白 >500 μg/L）时才应用。目前有以下两种用法：

（1）长期输注：DFO 20～40 mg/（kg · d），每周 6 天，用携带式微量输液泵在腹部皮下持续输注 8～12 小时。无微量输液泵时可按 20～50 mg/（kg · d）肌注或静滴，每周用 5～6 天。

（2）冲击输注：用于体内已发生铁超负荷才开始治疗者。DFO 80～100 mg/（kg · d）静滴，速度为 5～15 mg/（kg · h），连用 3～5 天。输注 DFO 同时，每天口服维生素 C 100～200 mg，可增加铁的排泄量 1 倍。

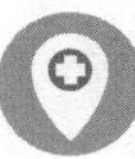

长期使用DFO一般无明显的不良反应，如出现注射局部反应、皮疹、疼痛，无须停药。但铁负荷轻者使用大剂量DFO可出现白内障、听力丧失、长骨生长障碍等，应予注意。有学者提出用治疗指数指导临床用药。治疗指数为平均每天DFO剂量（mg/kg）除以血清铁蛋白浓度（μg/L），该值<0.025时，一般无不良反应。

3. 抗氧化剂

可以抑制红细胞膜发生脂质过氧化损伤，减轻溶血。常用药物有：

（1）维生素E。每天10～50 mg，长期口服。

（2）维生素C。也可清除氧自由基，还能加强维生素E的抗氧化作用，与DFO同用可增加尿铁的排出。维生素C一般剂量不宜过大，每天口服100～200 mg即可。

（3）阿魏酸钠。为中药当归的有效成分，亦有抗红细胞膜脂质过氧化作用，剂量为150～300 mg/d（小于5岁者日服150 mg，大于5岁者日服300 mg）。阿魏酸钠对珠蛋白生成障碍性贫血病人确有一定的姑息治疗作用，效果较好，不良反应少，值得进一步研究。

（4）其他抗氧化剂。如丹参、微量元素硒等。

4. 脾切除

多数学者认为，重型β珠蛋白生成障碍性贫血凡并发脾功能亢进者，均应做脾切除治疗。现认为脾切除的指征：

（1）输血量逐渐增加，间隔时间越来越短（每年输血量>250 mL/kg）；

（2）脾功能亢进，如较长期白细胞 $<3\times10^9/L$，血小板 $<100\times10^9/L$；

（3）巨脾引起压迫症状；

（4）年龄最好在5岁以上。术后给予小剂量双嘧达莫2～3周，以预防术后血小板增多所致的血栓形成。术后还应防止感染，可注射多价肺炎球菌疫苗或长效青霉素。

5. 大部分脾动脉栓塞术和脾动脉结扎术

凡有脾切除手术适应证者均可进行大部分脾动脉栓塞术和脾动脉结扎术治疗。因体质虚弱不耐受手术，或学龄前儿童为防止脾切除后的暴发感染时，更应采用此法。栓塞后残留脾可保留其足够的免疫功能，且避免了手术与全身麻醉的痛苦。

6. 造血干细胞移植

这是治疗重型珠蛋白生成障碍性贫血的最有效方法，包括骨髓移植、外周血造血干细胞移植、脐血移植和宫内造血干细胞移植。

异基因骨髓移植可治愈80%的重型β珠蛋白生成障碍性贫血，但供体骨髓来源困难，以及移植物抗宿主病（GVHD）的存在均限制了它的发展。去除T细胞的骨髓移植能有效预防GVHD发生，已成为研究热点。

除以上治疗措施外，重型病人还可以采取基因调控治疗和基因替代治疗。

四、转诊指征

（1）需要输血的病人。

HbH病病人有急性溶血症状，贫血严重时需要输血，维持患儿的正常血红蛋白水平，以防慢性血氧不足。重型β地中海贫血主张采用高输血法维持病人Hb在100～120 g/L

之间。中间型β地中海贫血大多数平时无须依赖长期规则输血，若感染后，暂时的 Hb 下降，输血后可回升。对孕妇妊娠期间的中间型β地中海贫血病人，需规则输血。

（2）需要进行脾切除及脾动脉栓塞治疗的病人。

贫血严重、经常发生感染或溶血加重者可考虑做脾切除术或脾动脉栓塞治疗。对巨脾或及脾功能亢进者可行脾切除术或脾动脉栓塞术，以减轻溶血。

（3）需要进行异基因骨髓移植、外周血干细胞移植及脐带血移植根治地中海贫血的病人。

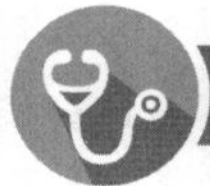

第二节　常见热带疾病的全科医学处理

一、疟疾

（一）概述

1. 定义和病原学

疟疾（malaria）是由人类疟原虫感染引起的寄生虫病，主要由雌性按蚊（*Anopheles*, Anopheline mosquitoes）叮咬传播。疟原虫先侵入肝细胞发育繁殖，再侵入红细胞繁殖，引起红细胞成批破裂而发病。临床上以反复发作的间歇性寒战、高热、继之出大汗后缓解为特点。间日疟及卵形疟可出现复发，恶性疟发热常不规则，病情较重，并可引起脑型疟等凶险发作。

疟疾的病原体为疟原虫。可感染人类的疟原虫共有 4 种，即间日疟原虫（*Plasmodium vivax*）、卵形疟原虫（*P. ovale*）、三日疟原虫（*P. malariae*）和恶性疟原虫（*P. falciparum*）。

2. 流行病学

（1）传染源。

主要是疟疾病人和带疟原虫者。

（2）传播途径。

疟疾的传播媒介为雌性按蚊，经叮咬人体传播。少数病例可因输入带有疟原虫的血液或经母婴传播后发病。母婴传播的疟疾称为先天性疟疾（congenital malaria）或经胎盘传播的疟疾（transplacental malaria）。

（3）人群易感性。

人对疟疾普遍易感。感染后虽可获得一定程度的免疫力，但不持久。各型疟疾之间亦无交叉免疫性。曾被同种疟原虫感染者，其临床症状较轻，甚至可无症状。而当非疟疾流行区的外来人员获得疟原虫感染时，其临床表现常较严重。

（4）流行特征。

疟疾主要流行于热带和亚热带，其次为温带。这主要是因为本病的流行与传播媒介的生态环境因素密切相关。流行区以间日疟为最广，恶性疟主要流行于热带。三日疟和卵形疟相对较少见。我国除云南和海南两省为间日疟及恶性疟混合流行外，主要以间日疟流行

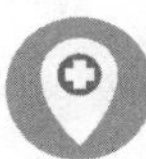

为主。发病以夏秋季较多，在热带地区则较小受季节的影响。

此外，随着我国对外开放、旅游和人员交流的不断发展，国内亦发现不少由疟疾流行区或境外带回的输入性疟疾病例。

本病在全球致死的寄生虫病中居第一位，其次是血吸虫病和阿米巴病。

目前，疟原虫对各种抗疟药的耐药性在增多、增强，其中包括对青蒿琥酯的耐药性。

3. 发病机制与病理解剖

疟疾病人临床表现的严重程度与感染疟原虫的种类密切相关。恶性疟原虫能侵犯任何年龄的红细胞，可使20%以上的外周血红细胞受感染，相当于每立方毫米血液中有10^6个红细胞受感染，血液中疟原虫密度很高。而且，其在红细胞内的繁殖周期较短，只有36～48小时，因此，贫血和其他临床表现都较严重。间日疟原虫和卵形疟原虫常仅侵犯较年轻的红细胞，红细胞受感染率较低。在每立方毫米血液中受感染的红细胞常低于25 000个。三日疟原虫仅感染较衰老的红细胞，在每立方毫米血液中受感染的红细胞常低于10 000个，故贫血和其他临床表现都较轻。

疟原虫在红细胞内发育时一般无症状。当成批被寄生的红细胞破裂、释放出裂殖子及代谢产物时，它们作为致热原（pyrogen），可刺激机体产生强烈的保护性免疫反应，引起临床上的寒战、高热、继之大汗的典型发作（paroxysm）症状。释放出来的裂殖子部分为单核－吞噬细胞系统吞噬而被消灭，部分则侵入新的红细胞，并继续发育、繁殖，不断循环，因而导致周期性临床发作。病人可获得一定的免疫力，此时虽仍有小量疟原虫增殖，但可无疟疾发作的临床表现，成为带疟原虫者。

恶性疟原虫在红细胞内繁殖时，可使受感染的红细胞体积增大成为球形，胞膜出现微孔，彼此较易黏附成团，并较易黏附于微血管内皮细胞上，引起微血管局部管腔变窄或堵塞，使相应部位的组织细胞发生缺血性缺氧而引起变性、坏死的病理改变。若此种病理改变发生于脑、肺、肾等重要器官，则可引起相应的严重临床表现，如脑型疟疾（cerebral malaria）。

大量被疟原虫寄生的红细胞在血管内裂解，可引起高血红蛋白血症，出现腰痛、酱油色尿，严重者可出现中度以上贫血、黄疸，甚至发生急性肾衰竭，称为溶血性尿毒综合征，亦称为黑尿热（black water fever）。此种情况也可由抗疟药物所诱发，如伯氨喹。

在单核－吞噬细胞系统的吞噬细胞中可有明显的疟色素沉着。细胞因子在疟疾发病机制中的作用尚未完全明确，但已发现α－肿瘤坏死因子（TNF-α）在恶性疟病人的血清中含量明显升高，并与脑型疟的发生和死亡相关。γ－干扰素对肝细胞内疟原虫的繁殖有抑制作用，但对红细胞内疟原虫的繁殖则没有抑制作用。

疟原虫能够在宿主体内长期存在，并在自然界中持续传播，主要依靠其生活史中的两个特点。首先，在繁殖周期中产生大量的子代。红细胞内成熟的裂殖体含8～32个裂殖子，其次是在孢子囊中可含有数千个子孢子。如此其感染、繁殖的可能性明显增大。另外，不同阶段疟原虫抗原的多样性，也使其不易被宿主的免疫反应所清除。

虽然疟疾是一种很古老的传染病，但在疟疾的发病机制中尚有未能很好解释的现象，如疟原虫在人体红细胞中的繁殖为什么可从不同步变为同步，为什么在早期疟疾病例的红细胞中不能发现配子体，迟发型子孢子在肝细胞内的发育、成熟受什么调控。这些问题有待进一步研究才能阐明。

（二）临床表现

1. 常见症状及体征

间日疟和卵形疟的潜伏期为13～15天，三日疟为24～30天，恶性疟为7～12天。

疟疾的典型症状为突发性寒战、高热和大量出汗。寒战常持续20～60分钟。随后体温迅速上升，通常可达40℃以上，伴头痛、全身酸痛、乏力，但神志清楚。发热常持续2～6小时。随后开始大量出汗，体温骤降，持续时间约为30分钟～1小时。此时。病人自觉明显好转，但常感乏力、口干。各种疟疾的两次发作之间都有一定的间歇期。早期病人的间歇期可能不规则，但经数次发作后即逐渐变得规则。间日疟和卵形疟的间歇期约为48小时，三日疟约为72小时，恶性疟为36～48小时。反复发作造成大量红细胞被破坏，可使病人出现不同程度的贫血（anemia）和脾大（splenomegaly）。

脑型疟是恶性疟的严重临床类型，亦偶见于间日疟。主要的临床表现为剧烈头痛、发热，常出现不同程度的意识障碍。其发生除与受感染的红细胞堵塞微血管有关外，低血糖（hypoglycemia）及细胞因子亦可能起一定作用。低血糖的发生与病人进食较少和寒战、高热时消耗较多能量有关。脑型疟的病情凶险，病死率较高。

恶性疟会于短期内导致大量被疟原虫感染的红细胞破坏，可诱发血红蛋白尿，发生肾损害，甚至引起急性肾衰竭。

输血（blood transfusion）后疟疾的潜伏期多为7～10天，国内主要为间日疟，临床表现与蚊传疟疾相同，但因无肝细胞内繁殖阶段，缺乏迟发型子孢子，故不会复发。经母婴传播的疟疾常于出生后1周左右发病，亦不会复发。

再燃（recrudescence）是由血液中残存的疟原虫引起的。再燃多见于病愈后的1～4周，可多次出现。复发（relapse）是由寄生于肝细胞内的迟发型子孢子引起的，只见于间日疟和卵形疟。复发多见于病愈后的3～6个月。

2. 实验室检查

（1）血象。

红细胞和血红蛋白在多次发作后下降，恶性疟尤重；白细胞总数初发时可稍增，后正常或稍低；白细胞分类单核细胞常增多，并见吞噬有疟色素颗粒。

（2）疟原虫检查。

血液涂片染色查疟原虫，并可鉴别疟原虫种类。骨髓涂片染色查疟原虫，阳性率较血片高。

（3）血清学检查。

现已应用的有间接免疫荧光、间接血凝与酶联免疫吸附试验等，一般用于流行病学筛查。

（三）诊断与治疗

1. 诊断及鉴别诊断

（1）诊断。

第一，流行病学资料。注意询问病人发病前是否到过疟疾流行区，是否被蚊虫叮咬，近期有无输血史等。

第二，临床表现。典型疟疾的临床表现是间歇发作性寒战、高热、大量出汗，贫血和

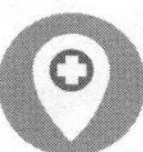

脾大。间歇发作的周期有一定规律性，如间日疟为隔天发作一次，三日疟为隔 2 天发作一次。每次发作都经过寒战、高热，继之大汗热退的过程。一般较易与其他疾病相区别。但应注意在发病初期及恶性疟，其发作常不规则，使临床诊断有一定困难。疟疾反复发作后，多有贫血及脾大。脑型疟多在疟疾发作时出现神志不清、抽搐和昏迷。

（2）鉴别诊断。

疟疾应与多种发热性疾病相鉴别，如败血症、伤寒、钩端螺旋体病、肾综合征出血热、恙虫病、胆道感染和尿路感染等。发病季节、地区等流行病学资料对鉴别诊断有一定帮助。上述疾病的特殊临床表现以及有关的实验室检查亦有较大帮助。然而，最重要的鉴别诊断依据是确定其病原体。大多数临床上误诊的疟疾病例都是由于医生对本病缺乏警惕，忽视其存在的可能性所造成的。若能及时做病原学检测，绝大多数病例可获得明确的诊断。恶性疟临床表现不规则，如再忽视流行病学资料，则常致延误诊断。当发展为脑型疟时，应与乙型脑炎、中毒型菌痢、散发病毒性脑炎等相鉴别。只要警惕本病，及时做血液或骨髓涂片的疟原虫检查，就可及早明确本病诊断。

2. 预后及治疗

（1）预后。

疟疾的病死率因感染的虫种不同而差异较大，间日疟、三日疟和卵形疟病人的病死率很低，而恶性疟病人的病死率则较高。婴幼儿感染、延误诊治和耐多种抗疟药虫株感染者的病死率较高。脑型疟病人的病死率达 9%～31%，而且病后可出现多种后遗症，如偏瘫、失语、斜视、失明、小脑共济失调和精神异常等。

（2）治疗。

在疟疾的治疗中，最重要的是杀灭红细胞内的疟原虫。

第一，抗疟原虫治疗。杀灭红细胞内裂体增殖阶段疟原虫的药物。目前有多种抗疟药（antimalarial drugs）可供选择。例如：①氯喹。用于对氯喹（chloroquine）敏感的疟原虫感染治疗。一般成人首次口服磷酸氯喹 1 g（0.6 g 基质），6～8 小时后再服 0.5 g（0.3 g 基质）第 2、3 日再各服磷酸氯喹 0.5 g。3 日总剂量为 2. 5g。②青蒿素及其衍生物。该类药作用于疟原虫膜系结构，损害其核膜、线粒体外膜等而起抗疟作用。其吸收特快，很适用于凶险疟疾的抢救。青蒿素（artemisinine）片，成人首次口服 1.0 g，6～8 小时后服 0.5 g，第 2、3 日各服 0.5 g，3 日总剂量为 2.5 g。青蒿素的衍生物，如双氢青蒿素（dihydroartemisinin）片，成人第 1 日口服 120 mg，随后每日服 60 mg，连用 7 日；或蒿甲醚（artemether）注射剂，首剂 300 mg 肌内注射，第 2、3 日分别再肌内注射 150 mg；或青蒿琥酯（artesunate），成人第 1 日每次服 100 mg，每日服 2 次，第 2～5 日每次服 50 mg，每日服 2 次，总剂量为 600 mg。青蒿琥酯的抗疟疗效显著、不良反应轻而少，已在世界范围内广泛应用。目前，疟原虫对青蒿琥酯的耐药率很低，尤其适用于孕妇和脑型疟疾病人的治疗。

第二，对症及支持治疗。脑型疟常出现脑水肿与昏迷，应及时给予脱水治疗。监测血糖，以及时发现和纠正低血糖。应用低分子右旋糖酐，对改善微血管堵塞有一定帮助。对超高热（hyperthermia）病人可应用肾上腺皮质激素。用抗疟药加对乙酰氨基酚（acetaminophen）、布洛芬（ibuprofen）等解热镇痛药治疗可加快退热速度。加用血管扩张剂己酮可可碱（pentoxifylline）治疗，可提高脑型疟疾病人的疗效。

(四) 基层管理

1. 预防和隔离

(1) 管理传染源。

健全疫情报告，及时发现疟疾病人，并进行登记、管理和追踪观察。对现症者要尽快控制，并予以根治；对带虫者进行休止期治疗或抗复发治疗，在春季或流行高峰前一个月进行。凡2年内有疟疾病史、血中查到疟原虫或脾大者均应进行治疗，在发病率较高的疫区，可考虑对15岁以下儿童或全体居民进行治疗。

(2) 切断传播途径。

主要是消灭按蚊，个人防护使用蚊帐、防蚊剂等防蚊设备，防止被按蚊叮咬。灭蚊措施除大面积应用灭蚊剂外，最重要的是消除积水、根除蚊子滋生场所。

(3) 保护易感人群。

疟疾疫苗接种有可能降低本病的发病率和病死率，但由于疟原虫抗原的多样性，给疫苗研制带来很大困难。目前研制的主要是子孢子蛋白和基因疫苗，尚未能供现场应用。

药物预防 (chemoprophylaxis) 是目前较常应用的措施。对高疟区的健康人群及外来人群可酌情选用。成人常用氯喹，口服0.5 g，每周1次。在耐氯喹疟疾流行区，可用甲氟喹0.25 g，每周1次。亦可选用乙胺嘧啶25 mg，或多西环素 (doxycycline) 0.2 g，每周1次。孕妇、儿童宜服用氯喹进行预防。

2. 转诊指征

(1) 医院实行传染病预检、分诊制度。

(2) 对出现间歇发作性寒战、高热、大量出汗、贫血和脾大等疑似疟疾的病人，应当引导至相对隔离的分诊点进行初诊。

(3) 按照国务院卫生行政部门规定的疟疾诊断标准和治疗要求，采取相应措施，对不能确诊的疑似病人，应组织医院专家组会诊确认，同时上报当地疾控中心，按照规定报告传染病疫情。

(4) 按照规定对疟疾病人、疑似疟疾病人提供医疗救护、现场救援、接诊，对不具备传染病诊疗条件的科室，在发现疟疾病人或疑似病例时，认真、详细地做好登记，按照传染病管理相关规定进行报告，非危重病人转到当地传染病医院归口治疗，对于出现神志不清、抽搐和昏迷等危重情况的疟疾病人应就地抢救，病情稳定后再转诊到传染病医院进一步治疗。

(5) 对疟疾病人或者疑似病人书写的病历记录以及其他有关资料，应妥善保管。

(6) 不外泄疟疾病人、病原携带者、疑似病人、密切接触者涉及个人隐私的有关信息、资料。

(7) 对转诊病人应将其病历复印件一并转至转诊医院，使用专用车辆或用过的车辆进行终末消毒。

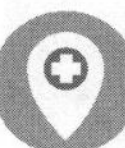

二、恙虫病

（一）概述

1. 定义和病原学

恙虫病（tsutsugamushi disease）又名丛林斑疹伤寒（scrub typhus），是由恙虫病东方体（*Orientia tsutsugamushi*）引起的急性传染病，是一种自然疫源性疾病，啮齿类动物为主要传染源，恙螨幼虫为传播媒介。该病临床特征有高热、毒血症、皮疹、焦痂和淋巴结肿大等。

该病病原体呈双球状或短杆状，在细胞质内近核处成对或成堆排列，大小为（0.3～0.5）μm×（0.88～2.0）μm，对热及化学消毒剂均很敏感，在56℃的环境下10分钟即失去活力，0.5%碳酸可迅速将其杀灭，对低温的抵抗力较强。

2. 流行病学

该病在国内主要发生于东南沿海和西南地区，如广东、广西、福建、台湾、浙江、云南、四川、海南等，湖南、贵州、山东、江西、内蒙古、西藏、新疆等地也有病例或人群中血清免疫反应阳性的报道。

因受啮齿类动物和恙螨滋生繁殖的影响，该病流行有明显的季节性和地区性，一般自5月开始出现病例，而以6～9月为高峰期，但也有呈全年型，甚至冬季型者。

（1）传染源。

主要流行于啮齿类动物中，野鼠和家鼠感染后多无症状，而在体内长期保存病原体，故是该病的主要传染源。人得病后虽血中有病原体，但因恙螨幼虫螯人仅属偶然现象，故人作为传染源的重要性不大。

（2）传播途径。

传播该病的恙螨有地里纤恙螨、红纤恙螨等，台湾以红纤恙螨为主要传播媒介，其他省、区如广东、广西、福建、浙江、云南、四川等地的主要传播媒介则为地里纤恙螨。恙螨很微小，色呈橘红、红或淡黄；多集居于杂草丛生的丛林中，幼虫当鼠类行经时即附着鼠体吸食其组织液，饱食一次后即跌落地上而发育为成虫。幼虫自受染动物获得恙虫病东方体，发育为成虫后仍带有之，且可经卵传代。受染第2代幼虫叮咬鼠类时又可将病原体感染健康鼠，如此循环不已。人在疫区的田野或草地上工作、卧息时，可因被受染幼虫叮咬而感染，在农忙和洪水期间易发生流行。恙螨幼虫及成虫均自营生活，并可在泥土中越冬。

（3）易感者。

人对恙虫病东方体普遍易感，农民、与草地频繁接触的青少年、从事野外劳动者易得该病，男多于女。人得病后对同株病原体有持久免疫力，对不同株病原体的免疫仅能维持数月。

（4）流行特征。

本病一般为散发，但亦可发生流行。我国南北流行的季节有差异，南方省区多发生于夏秋季，见于5～11月，以6～8月为高峰，与此期间降雨集中引起地面恙螨扩散有关。但北方省区多发于秋冬季，发病以9～12月为多，流行高峰出现在10月，与恙螨及野鼠的密度增加有关。本病多分布于热带及亚热带的河溪两岸，且多见于灌木、杂草丛生的平坦地带。其中以海岛、沿海地区发病较多，山区较少。

3. 发病机制和病理解剖

病原体从恙螨幼虫叮咬处侵入人体，先在叮咬局部组织细胞内繁殖，引起局部的皮肤损害，继而直接或经淋巴系统进入血液，形成恙虫病东方体血症，血液中的病原体到达身体各器官组织，在血管内皮细胞和单核-吞噬细胞系统生长繁殖。恙虫病东方体死亡后所释放的毒素是引起全身毒血症状和多脏器病变的主要因素。

本病的基本病理变化为全身小血管炎、血管周围炎及单核-吞噬细胞系统增生。被恙螨叮咬的局部皮肤先有充血、水肿，形成小丘疹，继成小水疱，水疱中央坏死、出血，形成圆形或椭圆形的黑色痂皮，称为焦痂。痂皮脱落可呈溃疡。焦痂或溃疡附近的淋巴结显著肿大，并可伴全身淋巴结肿大。浆膜腔，如胸腔、腹腔、心包中可见黄绿色渗出液。血管周围可见单核细胞、淋巴细胞、浆细胞浸润，重型病人可见血管内皮细胞水肿及血管壁坏死、破裂。内脏普遍充血，肝、脾因充血及单核－吞噬细胞系统增生而增大，可出现局灶性或弥漫性心肌炎、出血性肺炎、间质性肾炎及淋巴细胞性脑膜炎等。

（二）临床表现

1. 常见症状及体征

潜伏期为5～20天，一般为10～14天。起病多突然，体温迅速上升，达40℃以上，伴寒战、剧烈头痛、四肢酸痛、恶心、呕吐、便秘、颜面潮红、结膜充血、咳嗽、胸痛等。个别病人诉眶后痛及眼球转动痛。严重病人有谵妄、重听、神志改变等神经系统症状及心率增速或减慢、微循环障碍等心血管系统症状。

（1）焦痂和溃疡。

焦痂和溃疡为该病特征，见于65%～98%的病人。幼虫叮咬处先出现红色丘疹，成水疱后破裂，中央坏死结褐色或黑色痂，称为焦痂。焦痂圆形或椭圆形，围有红晕，痂皮脱落后成小溃疡，大小不一，直径为1～15 mm，平均约为5 mm，边缘略耸起，底部为淡红色肉芽组织。一般无痛痒感，偶继发化脓。多数只有一个焦痂，但也有多至2～3个甚至10个以上者。幼虫好侵袭人体潮湿、气味较浓的部位，故焦痂多见于腋窝、腹股沟、会阴、外生殖器、肛门等处，头、颈、胸、乳、四肢、腹、臀、背、眼睑、足趾等部位偶可发现。

（2）淋巴结肿大。

绝大部分病人有淋巴结肿大。焦痂附近的局部淋巴结肿大如核桃或蚕豆大小，有压痛感且可移动，不化脓，消失较慢。全身浅表淋巴结可轻度肿大。

（3）皮疹。

皮疹为斑疹或斑丘疹，暗红色，即压即退，少数呈出血性。大小不一，直径一般为3～5 mm，以胸、背和腹部较多，向四肢发展，面部很少，手掌、脚底无疹。少数于第7～8病日在上腭和颊部出现小红色皮疹。皮疹的发生率在各次流行中也有较大差异，自30%～100%不等，可能与不同株、病情轻重、就诊早晚等因素有关。皮疹于病程的第2～8日出现，平均为第5～6日，一般持续3～7日后渐次隐退。

（4）其他。

心肌炎比较常见，表现为心音弱、舒张期奔马律等。肝、脾肿大均属轻度，脾肿大（30%～50%）较肝、脾均肿大稍多见。此外，尚有全身感觉过敏，全身皮肤潮红，肺部干、湿啰音等临床表现。自然病程为17～21日，热渐退。经特效药物处理后病程有明显缩短。

并发症有支气管肺炎、脑炎、胸膜炎、中耳炎、腮腺炎、流产、血栓性静脉炎、弥漫性血管内凝血（DIC）、感染性休克等。偶有各处出血、血管内溶血等。国内所见的并发症较少，以支气管肺炎和心血管功能不全较多见。

2. 实验室检查

（1）血、尿常规。

白细胞计数减少或正常，有并发症时则增多。半数病人的尿中有蛋白质，偶见红、白细胞及管型。

（2）血清免疫学试验。

第一，外斐试验。病人血清可与变形杆菌OX_k株发生凝集反应，在病程的第1周末仅30%阳性，第2周末为60%左右，第3、4周可达80%～90%。效价为1：80～1：1280，随病程而逐渐增高；第4周后开始下降，至第8～9周多数为阴性。

第二，补体结合试验。特异性和灵敏性均比外斐试验高，但因各株间的抗原性差别大，故宜采用多价抗原或当地代表株抗原。补体结合抗体在病程中效价上升快，可维持5年左右。

第三，免疫荧光试验。采用间接免疫荧光技术测血清抗体，阳性率较外斐试验为高。荧光抗体多在病程的第1周末出现，第2周末有显著升高，第3、4周最高，6个月后仍保持一定水平，可持续数年，因而有利于流行病学调查。

（三）诊断与治疗

1. 诊断及鉴别诊断

疫区居住史、流行季节、职业、焦痂、局部淋巴结肿大、皮疹、外斐试验等有重要参考价值，补体结合试验、间接免疫荧光试验或固相放射免疫试验可协助确诊。

恙虫病需与斑疹伤寒、伤寒、钩端螺旋体病等区别。还要注意混合感染的病例，如恙虫病合并伤寒、恙虫病合并钩端螺旋体病等。

2. 预后及治疗

各地恙虫病的病死率不一，未使用抗生素前为9%～40%，与病原体不同株和病人健康等因素有关，及时采用有效抗生素治疗后很少死亡。老年人、孕妇、有慢性加杂症如心血管疾病等预后较差。死亡多发生于第2周或第3周，死因多为肺炎、心力衰竭、感染性休克、DIC等。

治疗上，国内以往多采用氯霉素或四环素，每日剂量1～2 g，疗程3～6日；现也有采用多西环素者，认为其疗效胜过上述药物，且疗程也可缩短（200 mg顿服，或第1日200 mg，第2、3日各100 mg）。用环丙沙星治疗也有较好效果，剂量0.2 g，每天2次。用药后复发少见，国外报道的复发率较高，可能系不同株所致。复发以同样药物再治依然有效。四环素对儿童不良反应较多，慎用。

（四）基层管理

1. 预防和隔离

（1）消灭传染源。

主要是消灭野鼠和家鼠，采用各种捕鼠器与药物灭鼠相结合的综合措施。

（2）切断传播途径。

改善环境卫生和消灭传播媒介，在房屋四周清除杂草以防恙螨寄生，垦殖荒地以驱逐啮齿类动物，在屋内外及场地喷洒杀虫剂以杀灭各种节肢动物。

（3）保护易感者。

在疫区工作、旅行或露宿要注意个人防护；避免被恙螨幼虫叮咬；应将地面及其周围杂草铲除烧掉，再洒上灭虫药物；宜扎紧袖口和裤脚，或穿长布袜；涂防虫剂于外露皮肤或衣服上，以防恙螨幼虫近身。灭活疫苗及减毒活疫苗仍在研制中。

2. 转诊指征

（1）医院实行传染病预检、分诊制度。

（2）对寒战、高热、焦痂、溃疡、淋巴结肿大等疑似恙虫病的病人，应当引导至相对隔离的分诊点进行初诊。

（3）按照国务院卫生行政部门规定的恙虫病诊断标准和治疗要求，采取相应措施，对不能确诊的疑似病人，应组织医院专家组会诊确认，同时上报当地疾控中心，按照规定报告传染病疫情。

（4）按照规定对恙虫病病人、疑似恙虫病病人提供医疗救护、现场救援、接诊，对不具备传染病诊疗条件的科室，在发现恙虫病病人或疑似病例时，认真、详细地做好登记，按照传染病管理相关规定进行报告，非危重病人转到当地传染病医院归口治疗，出现谵妄、重听、神志改变等神经系统症状及心率增速或减慢、微循环障碍等心血管系统症状的危重病人应该就地抢救，病情稳定后再转诊到传染病医院进一步治疗。

（5）对恙虫病病人或者疑似病人书写的病历记录以及其他有关资料，应妥善保管。

（6）不外泄恙虫病病人、病原携带者、疑似病人、密切接触者涉及个人隐私的有关信息、资料。

（7）对转诊病人应将其病历复印件一并转至转诊医院，使用专用车辆或用过的车辆进行终末消毒。

三、登革热

（一）概述

1. 定义和病原学

登革热（dengue fever）是由登革病毒引起的由伊蚊传播的一种急性传染病，临床特点为突然发热、头痛，全身肌肉、关节疼痛，极度疲乏，伴有皮疹、淋巴结肿大及白细胞减少。登革热有明显的季节性，主要在热带和亚热带流行，传播快，发病率高。以埃及伊蚊和白纹伊蚊为登革病毒的传播媒介。

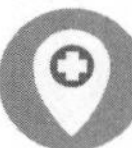

2. 流行病学

（1）传染源。

登革热病人和隐性感染者为主要传染源。病人在发病前6～18小时至病程第6日，具有明显的病毒血症，可使叮咬伊蚊受染。

（2）传播媒介。

埃及伊蚊和白纹伊蚊是最主要的传播媒介。广东、广西大部分地区多为白纹伊蚊传播，而广东雷州半岛、广西沿海、海南省和东南亚地区以埃及伊蚊为主。蚊体一经感染将终生保持传染性。

（3）易感人群。

在新流行区，人群普遍易感，但以成人为主。而热带及亚热带疫区的居民具有获得性免疫力。在地方性流行区，发病者多为儿童。感染后对同型病毒有免疫力，并可维持多年，对异型病毒也有1年左右免疫期。

（4）流行特征。

第一，地区分布。主要在热带及亚热带流行，如东南亚、太平洋岛屿等；在我国主要在海南、广东和广西流行；在同一地区，城镇的发病率高于农村。

第二，时间分布。发病季节与伊蚊滋生有关，主要发生在夏秋季。广东、广西为5～10月，海南为3～10月。

第三，空间分布。发病突然，传播快，发病率高，病死率低。常常由一地向四周蔓延。在地方流行区域，呈现隔年发病率升高的周期性。

（二）临床表现

1. 常见症状及体征

潜伏期一般为3～16日，平均为5～6日，登革病毒感染后，可导致隐性感染、登革热和登革出血热，后者少见。临床上分典型、轻型和重型三型。

（1）典型登革热。

登革热的发病过程可分为潜伏期、发热期、低血压期和恢复期，临床上一般分为急性期和恢复期，其典型症状主要有：

第一，发热。高热常为本病的首发症状，起病急，24小时内体温可达40℃，持续5～7日后恢复正常。部分病例退热1日后热度又复上升，呈现双峰热或马鞍热。

第二，疼痛。发热伴明显头痛，眼眶后疼痛，骨、关节以及肌肉疼痛，极度乏力。少数人还伴有恶心、呕吐、腹痛、腹泻。

第三，出血。50%的病人伴有四肢、腰部出血，牙龈出血，鼻出血，呕血或便血，多出现在病程的第5～8日。

第四，皮疹。皮疹出现在全身、四肢、躯干或头部，有痒感，多呈现斑丘疹或麻疹样皮疹、猩红样疹、红斑疹和出血点等。

（2）轻型登革热。

症状较轻，发热较轻，全身疼痛较轻，皮疹稀少，不出血，浅表淋巴结肿大，病程通常为1日。流行季节该型最多，临床表现类似感冒，常常被忽视。

（3）重型登革热。

早期临床表现类似典型登革热，病情在 3 ～7 日后突然加重，出现剧烈头痛、呕吐、狂躁、昏迷、抽搐、大汗、血压下降、颈强直、瞳孔缩小等，24 小时内死于中枢性呼吸衰竭和出血性休克。本型罕见，病死率甚高。

2. 实验室检查

（1）血象。

发病后白细胞即减少，第 4 ～5 日降至低点（2×10^9/L），退热后 1 周恢复正常，中性粒细胞减少，可见中毒颗粒及核左移。淋巴细胞相对增高。25%～75% 病例血小板减少，最低可达 10×10^9/L。部分病例尿及脑脊液轻度异常。

（2）血清学检查。

常用的有补体结合试验、红细胞凝集抑制试验和中和试验。

（3）病毒分类。

将急性期病人血清接种于新生（1 ～3 日龄）小白鼠脑内、猴肾细胞株或白纹伊蚊胸肌内分离病毒，在病程第 1 日阳性率可达 40%，以后逐渐减低，在病程第 12 日仍可分离出病毒。

（三）诊断与治疗

1. 诊断

（1）流行病学。

在登革热流行区，夏秋季发生大量高热病例时，应考虑本病。

（2）临床表现。

起病急、高热、全身疼痛、明显乏力、皮疹、出血、淋巴结肿大、束臂试验阳性。

2. 治疗

登革热目前无针对病原体的特效治疗方法，以对症治疗为主。

（1）一般治疗。

急性期应卧床休息，进流食或半流食，防蚊隔离至退热；对重型病例应加强护理，注意口腔皮肤清洁，保持大便通畅。

（2）对症治疗。

高热时首先采用物理降温措施，慎用退热药，尤其是水杨酸制剂；出汗多，呕吐或腹泻者，应及时口服补液；有出血倾向者，可选用卡巴克洛、酚磺乙胺、维生素 K 或维生素 C 等一般止血药；消化道出血者可用冰生理盐水洗胃；子宫出血者可用子宫收缩剂止血；大量出血者应输入新鲜血。应用肾上腺皮质激素；重型病例应及早使用 20% 甘露醇。

（四）基层管理

1. 预防和隔离

（1）消灭传染源。

地方性流行区或可能流行区要做好登革热疫情监测预报工作，早发现、早诊断、及时隔离治疗。同时尽快进行实验室特异性检验，识别轻型者。加强国境卫生检疫。

（2）切断传播途径。

防蚊灭蚊是切断本病传播的主要途径。改善卫生环境，消灭伊蚊滋生地。喷洒杀蚊剂

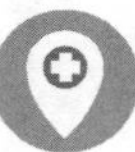

消灭成蚊。

（3）保护易感者。

重视个体保护的重要性，提倡正确使用蚊帐、防蚊剂等。积极研制有效疫苗进行预防接种，是预防登革热流行的重要措施，但目前尚未推广。

2. 转诊指征

（1）医院实行传染病预检、分诊制度。

（2）对出现发热、头痛、出血、皮疹等疑似登革热的病人，应当引导至相对隔离的分诊点进行初诊。

（3）按照国务院卫生行政部门规定的登革热诊断标准和治疗要求，采取相应措施，对不能确诊的疑似病人，应组织医院专家组会诊确认，同时上报当地疾控中心，按照规定报告传染病疫情。

（4）按照规定对登革热病人、疑似登革热病人提供医疗救护、现场救援、接诊，对不具备传染病诊疗条件的科室，在发现登革热病人或疑似病例时，认真、详细地做好登记，按照传染病管理相关规定进行报告，非危重病人转到当地传染病医院归口治疗，对出现剧烈头痛、呕吐、狂躁、昏迷、抽搐、大汗、血压下降、颈强直、瞳孔缩小等的危重病人应就地抢救，病情稳定后再转诊到传染病医院进一步治疗。

（5）对登革热病人或者疑似病人书写的病历记录以及其他有关资料，应妥善保管。

（6）不外泄登革热病人、病原携带者、疑似病人、密切接触者涉及个人隐私的有关信息、资料。

（7）对转诊病人应将其病历复印件一并转至转诊医院，使用专用车辆或用过的车辆进行终末消毒。

四、类鼻疽

（一）概述

1. 定义和病原学

类鼻疽（melioidosis）是类鼻疽假单胞菌（*P. pseudomallei*）引起的人类与动物的共患病，临床表现多样化，大多伴有多处化脓性病灶。

类鼻疽假单胞菌为具有动力的革兰阴性需氧菌，呈卵圆形或长链状，用亚甲蓝染色常见两极浓染。该菌系自然腐生菌，广泛分布于泥土、积水、池塘和多种农作物中。在水和土壤中可存活 1 年以上，加热至 56℃ 10 分钟可将其杀死，常用的各种消毒剂也可将其迅速杀灭。细菌培养液中含有致死性毒素和坏死性毒素。

2. 流行病学

该病一般为散发，也可呈暴发流行，无明显季节性，多见于东南亚、澳大利亚北部及其邻近地区，在西半球很少见。国内曾在海南、广东、湖南和贵州等省 13 个县、市的土壤、水和病人与动物的标本中分离到该菌。在流行区，人群隐性感染率为 7%～10%，家畜如马和猪的隐性感染率可分别达到 9%～18% 和 35%，人群中极少有带菌者。

（1）传染源。

流行区的水和土壤常染有该菌。细菌可在外界环境中自然生长，因此不需任何动物作为贮存宿主。尽管该菌可使多种动物受染甚至致病，但这些动物作为传染源的意义不大。人间传染罕见。

（2）传播途径。

人接触染菌的水或土壤，病菌经皮肤损伤处进入人体，此为主要的传播途径。食入、鼻孔滴入或吸入病菌污染物均可致病。一般不会发生节肢动物源性感染。

（3）易感人群。

人群普遍易感。新近进入疫区、糖尿病、酒精中毒、脾切除、艾滋病病毒感染等为易患因素。男性病人多于女性病人，可能与职业有关。

3. 发病机制与病理解剖

类鼻疽伯克霍尔德菌常寄生细胞内，细胞免疫在病菌的清除过程中起重要作用。引起细胞免疫功能低下的各种原因，如糖尿病、酒精中毒等常使人体易患该病。在1990—1991年泰国的一次暴发流行中，88%病人有糖尿病等易患因素。病原菌从皮肤破损处进入人体后，迅速在局部形成结节，伴引流区淋巴结肿大和淋巴管炎。细菌常侵入血液循环而发展成败血症。累及全身组织和器官，尤以肺、肝、脾和淋巴结最为常见，皮肤、皮下组织、脑、脑膜和骨骼等处也可受累。急性感染时，主要病变为多发性小脓肿形成，病灶外周有出血，中间有中性粒细胞、巨噬细胞、淋巴细胞和“巨细胞”浸润。这种“巨细胞”可能是巨噬细胞吞噬白细胞后所形成，明显核破裂是组织学上的重要特征。慢性感染时，病灶中心可见干酪样坏死、单核细胞和浆细胞浸润、肉芽组织形成等，无钙化现象。

（二）临床表现

1. 常见症状及体征

潜伏期大多为4～5日，也有长达数月或数年者。临床表现多样化，与鼻疽极为相似。该病可分为隐匿性感染、无症状肺浸润、急性局部化脓性感染、急性肺部感染、急性败血症、慢性化脓性感染和复发性感染7种类型，但各型间可有重叠，有时难以截然划分前两种类型，临床上难以诊断。

急性局部化脓性感染表现为皮肤破损处结节形成，引流区淋巴结肿大和淋巴管炎，常伴发热和全身不适，可很快发展为急性败血症。

急性肺部感染是类鼻疽最常见的感染类型，可为原发性或血源播散性肺炎，除有高热、寒战外，尚有咳嗽、胸痛、呼吸急促等，且症状与胸部体征不成比例。肺部炎症多见于肺上叶，呈实变，并常有薄壁空洞形成，易误诊为结核病。此型也可发展为败血症。

急性败血症型可为原发，亦可为继发，为类鼻疽最严重的临床类型。起病突然，毒血症症状显著，常迅速出现累及多器官所引起的表现。如累及肺部，可出现呼吸困难、双肺湿啰音。累及中枢神经系统时可出现脑炎或脑膜炎的相应症状和体征。部分病人常因病情迅速进展以致来不及抢救而死亡。

慢性化脓性感染主要表现为多发性脓肿，可累及多个组织或器官，病人可以不发热。

复发性感染可表现为急性局部化脓性感染、急性肺部感染、急性败血症或慢性化脓性感染。外科手术、外伤、酗酒、放疗等常为复发的诱因。复发率约23%，疗程短于8周者复发率高。病程早期应用头孢他啶可减少复发。临床上尚不能鉴别复发性感染与重新感染。

2. 实验室检查

（1）外周血象。

大多有贫血现象。急性感染者白细胞总数增高，以中性粒细胞为主，但白细胞计数也可在正常范围内。

（2）病原学检查。

以渗出物、脓液等做涂片（亚甲蓝染色）和培养，可发现一种染色不均匀、双极浓染的革兰阴性杆菌。细菌在一般培养基上于 24 ～ 48 小时内生长。悬滴试验可观察到动力，可用于与马鼻疽假单胞菌区别。必要时做豚鼠腹腔内接种，如睾丸红肿、化脓、溃烂，阴囊内有白色干酪样渗出物，即为阳性反应。

（3）血清学检查。

主要有间接血凝试验和补体结合试验两种。前者出现较晚，后者较灵敏，但特异性较差。动态观察抗体效价有 4 倍以上升高者有相当诊断价值；单次效价前者在 1 ∶ 8 以上，后者在 1 ∶ 8 以上，也有一定的参考价值。

（4）尿中类鼻疽假单胞抗原检测。

这是近年来探索出的方法，主要有：①乳胶凝集试验，优点为可快速检出尿中细菌抗原，方法简单，特异性强。缺点为灵敏性较差，尿浓缩 100 倍时可提高阳性率至 47%，败血症和播散性感染可达 67%。②酶联免疫吸附试验，阳性率达 91%，败血症可达 96%，灵敏度和特异性分别为 81% 和 96%。

（三）诊断与治疗

1. 诊断及鉴别诊断

曾去过疫区的人出现原因不明的发热或化脓性疾病均应考虑到与该病有关联。尤其是出现：①暴发性呼吸衰竭；②多发性小脓疮或皮肤坏死、皮下脓肿；③X 线检查表现为肺结核而又不能分离出结核杆菌时，均应考虑该病。培养和（或）血清学试验，或尿中细菌抗原阳性均可作为确诊的依据。

该病在急性期应与急性型鼻疽、伤寒、疟疾、葡萄球菌败血症及肺炎等区别，慢性期应与结核病、慢性期鼻疽等区别。

2. 预后及治疗

该病的预后极差，尤其是急性败血症型病人的病死率极高。抗生素问世前，显性感染的病死率为 95%。早期诊断、早期治疗以及采用较长的疗程已使病死率下降至 47%，但败血症型病人的病死率仍然大于 50%。该病的复发率仍较高，达 23% 以上。慢性型的病死率较低，治疗后可降至 10% 以下。

类鼻疽假单胞菌一般对四环素、氯霉素、卡那霉素、阿米卡星和复方磺胺甲噁唑敏感，90% 以上的菌株对新抗生素如头孢他啶、头孢噻肟、头孢哌酮、哌拉西林、亚胺培南、阿莫西林 - 棒酸、氨苄西林、舒他西林、替卡西林 - 棒酸等敏感，对环丙沙星和氨曲南等不敏感。轻症可给予四环素（每天 40 mg/kg）、多西环素、氯霉素（每天 40 mg/kg），或复方磺胺甲噁唑（每 6 小时 2 ～ 3 片）治疗，也可口服阿莫西林 - 棒酸（每 8 小时 500 mg），疗程一般为 60 ～ 150 日。中度感染需联合使用两种抗菌药物，疗程 30 日，然后单独用复方磺胺甲噁唑 30 ～ 120 日。危重病人，如急性败血症或急性肺炎型，需静脉内使用抗生素，头孢他啶的剂量为每天 100 ～ 120 mg/kg，同时联合使用复方磺胺甲噁唑（每天甲氧苄啶 20 mg/kg，磺胺甲噁唑 100 mg/kg）。也可选用哌拉西林、亚胺培南等，疗程 30 日，继以口服复方磺胺甲噁唑或阿莫西林 - 棒酸，疗程 6 个月或更长，以预防复发。痰培养转阴，时间平均需 6 周。如痰培养阳性持续 6 个月，应考虑进行肺叶切除术。有肺外化脓性病灶者，必须连续以抗菌药物治疗 6 ～ 12 个月，同时辅以外科引流，也可根据药物敏感试验结果选药。

（四）基层管理

1. 预防和隔离

无特殊预防方法，主动免疫无效、急性期病人应予隔离，对其分泌物和排泄物进行彻底消毒。在流行地区，发生皮肤破损时应及时进行清洗和消毒。

2. 转诊指征

（1）医院实行传染病预检、分诊制度。

（2）对隐匿性感染、无症状肺浸润、急性局部化脓性感染、急性肺部感染、急性败血症、慢性化脓性感染和复发性感染 7 种类型疑似类鼻疽病的病人，应当引导至相对隔离的分诊点进行初诊。

（3）按照国务院卫生行政部门规定的类鼻疽诊断标准和治疗要求，采取相应措施，对不能确诊的疑似病人，应组织医院专家组会诊确认，同时上报当地疾控中心，按照规定报告传染病疫情。

（4）按照规定对类鼻疽病病人、疑似类鼻疽病病人提供医疗救护、现场救援、接诊，对不具备传染病诊疗条件的科室，在发现类鼻疽病病人或疑似病例时，认真、详细地做好登记，按照传染病管理相关规定进行报告，非危重病人转到当地传染病医院归口治疗，急性败血症型病人应就地抢救，病情稳定后再转诊到传染病医院进一步治疗。

（5）对类鼻疽病病人或者疑似病人书写的病历记录以及其他有关资料，应妥善保管。

（6）不外泄类鼻疽病病人、病原携带者、疑似病人、密切接触者涉及个人隐私的有关信息、资料。

（7）对转诊病人应将其病历复印件一并转至转诊医院，使用专用车辆或用过的车辆进行终末消毒。

（纪新博、王晓茜）

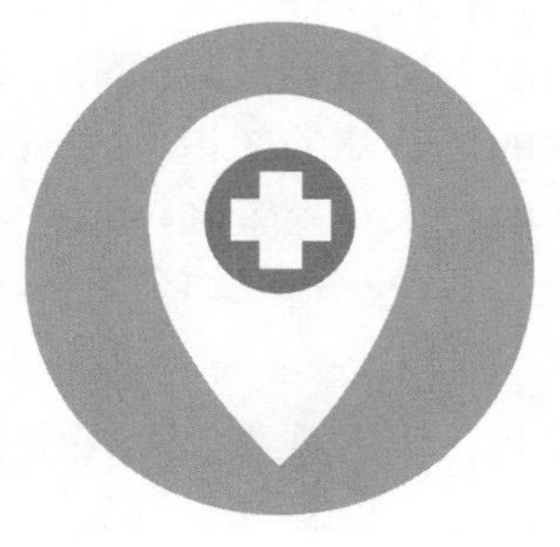

第六章　全科医学的科学研究

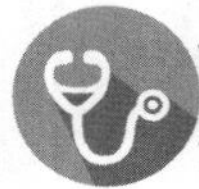

第一节　科学研究与医学研究

一、科学研究的特征

科学研究是探索问题和分析问题，然后尝试解决问题的过程，是一种自发、自觉地去探索未知和发现新的知识及技术的活动，区别于其他科学劳动的本质特征是其探索性和创新性。科学研究是向未知领域进军，把未知的知识变成系统性的可认知的知识，发现新的科学事实，阐述新的规律，建立新的理论体系，发现和应用新的技术。探索和创新密不可分，没有创新的探索必然走入死胡同，没有探索的创新只能称为空想。科学研究就是在创新的引导下不断探索的过程。

医学科学研究同其他自然科学研究、社会科学研究一样，是认识客观事实、探索、认知新知识的过程。它是研究人体生理、病理、病理生理、疾病的诊疗的科学。其根本目的和任务是揭示或发现人体生命与疾病发生、发展的规律，认识到人与自然、人与环境的相互依存的关系，健康和疾病的相互转换的规律，为防治疾病、提高治愈率和人类寿命提供理论和技术支持。医学研究的对象是人而不是动物或植物，不仅仅涉及生理活动，还有心理活动以及社会文化、历史背景的深远影响，因此，医学研究是一门综合了自然科学及社会科学的科学。

在医学研究中，需要对大量的医学生物学信息进行检索，搜集研究中所需的重要信息。其中必然涉及一些基本术语和概念。

信息是自然界、科学界普遍存在的现象。从广义上讲，信息是事物存在或状态的客观反映，不同的事物存在不同的特征，各种状态中会反映出不同的信息。自然界、科学界所有物质均存在信息，它是物质客观存在的实证。

信息分为自然信息、社会信息以及生物信息。

（1）自然信息：自然界所有物质具有的一切特征，如人体皮肤的颜色、光泽度、弹性等。

（2）社会信息：用文字、语言、手势等来表达物质特效的信息，如医学教材、文献等。

（3）生物信息：人体所具有信息的汇集，如心电、循环、呼吸、消化等。而狭义的信息则是单指社会信息。医学科学信息范围广，包括自然信息、社会信息、生物信息，因为医学研究的主体是人体，人具有社会性，医学的经验需要用文字、语言表达、传递，也需要对医学设备、仪器、技术进行各项科学研究。知识源于信息，是系统化、理性化、经过优化处理后的信息。文献是信息、知识的主要和重要载体，它们之间相互交叉、相互联系。

二、医学研究的特征

首先，人是这个世界上最复杂、最深奥的生命个体，同时具有生物性和社会性；既具

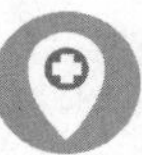

有生理活动，也有复杂的心理活动。而且个体与个体之间存在很大、很多的差异，人体的生命、心理现象是最高级的物质运动的反映形式。其次，医学研究的许多实验不能在人体上直接实施，必须要采用在动物身上模拟的方式，最后在人体上进行证实。由此可见，医学研究是一个极其复杂、烦琐的认知过程，是一个由感性升华到理性的科学思维活动，对基础医学研究和临床医学研究提出了更高的准则。

参照联合国教科文组织关于“研究与发展”活动的分类，可将医学研究分为基础研究和应用研究及实验发展三大类型。各类医学研究的基本特征如下。

基础研究：认识自然现象，探索和发现自然规律，创造新的理论及新知识。不具有明确的或较笼统的应用目的性和定向性，研究过程自由度大，科研周期一般很长，产出新理论、新知识的概率很小，一般以论文、专著的形式发布，说明普遍性真理，对科学的发展有深远的学术意义。当一项研究是为了获得对自然更加深入的了解，或者要获得对新的探索领域的进展，但没有一个明确的近期使用目标时，该研究则可称为基础研究。

应用研究：掌握应用性规律，阐明应用原理及应用方法。有比较明确的应用目的，定向性明显，研究人员有一定的自由度，研究周期相对较长，成功概率相对较大，常常以论文、报告、样品装置的形式发布，在一定的科学、技术领域内产生影响，临床的科学研究大都为此类研究。

实验发展：研究和推广新材料、新产品、新流程、新方法的定型，应用目的性和定向性十分明确，研究人员的自由度相对较小，科研周期一般较短，成果率相对较高。常以报告、技术文件形式发布。主要为增加新材料、新产品、新方法、新流程服务，这类研究包括中间试验和工业试验，经费需求高，生产和使用条件受到一定限度的制约，常常与企业协作进行研究。

区分应用研究和基础研究的最特征的标志是目的性。应用研究具有一定的实际应用目的，是对一个具体问题的探讨，又为达到某些特定的或预定的实际目标创造或变革新的方法或途径。一般来说，通过应用研究可以将理论发展到应用，但其对科学技术领域的影响是有限的，其特点是具有针对性，像基础研究成果那般能说明普遍性真理。

基础研究和应用研究主要为增加科学技术知识、产生社会效益服务，而实验开发研究则以推广某些特定的新技术、新产品，产生直接的经济效益。

三、医学科研对方法学的要求

科学研究作为一种探索未知世界的实践活动，必须要有良好的研究方法。而医学研究的研究对象的复杂性，对方法学的要求更加严苛。方法作为一种行为方式，是为达到某种目的的手段。纵观科学研究的历史，每一项重大的科学成果的面世总是伴随着科学方法学上的重大突破和创新。科学方法是科学研究的灵魂，是科学研究进步的基本推动力，同时也作为科学研究发展水平的重要标志。培养人才时也需要注重方法学的培养，良好的科学研究方法和素养可以使我们养成优秀的思维习惯，学会优化思维方式，丰富科学研究的思路，达到事半功倍的效果，对科学研究本身和人才培养是最有意义的。

医学研究的方法学是对医学科学知识的认识活动过程和方式方法进行研究的一门科学，是探索医学科学研究认识规律、发现新的医学事实、创新医学理论和发明新的医用技术手段、方法。在一些具体的研究方法上，各大学科、亚专业虽有差距和各自特征，但都共同使用一些一般方法，如观察法、类比法、实验法、模型法、统计法、数学计算法、综合法、归纳演绎法、假说法、验证法等。医学科学研究的最高层次的方法是哲学层次的方法，是医学研究的科学方法论。比较双盲或单盲的随机对比实验方法、逻辑层次方法和哲学层次的方法是医学研究方法的基本内容。

四、医学科研的任务

医学是研究人体生理及疾病状态的科学，它的基本任务是预防健康个体向疾病状态转化。认识健康个体和疾病状态的相互转化的规律，即基础医学。促使疾病状态向健康转化，即临床医学。医学研究就是为揭示人体生命和疾病的机制，认识健康与疾病之间的相互转化的规律，并依据此规律创造防病治病的医学理论及技术，所以医学研究的本质就是寻找客观医学规律。

医学研究过程既是物质活动，也是精神活动；既是实验研究，又是理论思考。医学科学研究的认知过程，可以分为不可分割的两个阶段，主要解决现象和现象与外部联系的问题。前者是通过感性的认识，收集相应的数据、材料和病例。后者是通过理论思维活动整理加工感性材料，使其上升为科学理论，认识现象的本质及其内部的联系规律，是科学认识过程中的理性认识的阶段。

五、医学科研的伦理与道德

伦理和道德有相通之处，都是指人们在处理相互关系时所应该遵循的行为准则。医学科学研究道德是医学工作者在医学科研中调整与他人和社会相互关系的行为准则。“健康所系，性命攸关”，医学科学研究因为其对象及目的的特殊性，研究过程中的高度复杂性以及研究结果的双重性，在各种医学科研活动中，医学科研涉及的伦理及道德问题从古至今都备受瞩目，目前已经建立起比较完备和严苛的道德标准。随着科学和医学的不断进步，研究寿命延长、优生优育、器官移植、基因治疗、人工生殖等高新医学技术带来的伦理问题及人口控制、医学公正、安乐死等重大社会医学伦理问题接踵而至。是不是医学技术的进步，必然带来道德的败落甚至沦丧呢？答案是否定的。医学技术的发展其目的是造福人类，医学伦理道德是为了让医学更好地为人类服务。从本质上说，医学技术的发展和医学伦理道德的进步是同步的，它们是相互促进、相互渗透、相互制约的。

医学科研的伦理道德融入医学科学研究的整个过程中，无论是在科研选题、实验设计、资料搜集，还是在动物实验、人体实验、临床实验中都需遵守医学伦理道德的要求。提倡良好的医学伦理道德，严肃处理各种违反医学伦理道德的做法。医学科学研究道德的规范准则主要有以下几个方面。

（一）求真务实、造福人类是医学科学研究道德的首要准则

1. 医学科研的目的和原则

医学科研的直接目的是在各个层面（宏观和微观）上发展医学，积累医学理论知识，为人类的生存、发展服务。医学科学研究人员在医学研究中应避免为了获得医学知识而不顾研究手段或方法的伦理性和道德性，避免不符合医学目的，违背人道、危害他人健康、

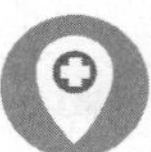

破坏社会安定和人类进步的科学研究。

2. 医学知情同意、自愿原则

在人体实验中尊重被研究者的知情权和自愿权，强化病人的依从性。医患关系理念的转变，病患权利意识的建立、相关法律法规的明确和可操作性是知情同意、自愿原则实施的先决条件。

3. 人道主义原则

爱因斯坦曾经告诫人们："关心技术本身是不够的，首先应当关心人本身"。医学科研工作者在从事医学研究或临床试验时必须具有高度的社会责任感和预计性。人体试验必须严格遵照《赫尔辛基宣言》，必须做到有利无害；临床试验过程中应当强调研究对象的依从性，一旦出现危害到病人的不利现象，应积极应对，及时终止研究或采取相应的应急处理措施，减少不利因素对试验对象健康的损害，确保试验对象的安全。动物实验也应该严格遵循有关动物实验的准则。

（二）勇于创新，合理质疑

科学研究的灵魂就是不断探索、勇于创新。科学研究一直都是创造性的科学活动，研究人员应当是具有首创精神的创造者。不盲目、不急躁、不墨守成规，合理假设，提出假说，拓宽思维，寻找重大科研突破口；具有独创性、先进性、开拓性；同时，也要善于学习，充分吸取前人或同行的科研成果和科研技术。科学一直都具有继承性，学习是创新的前提，知识是进取的保障。

（三）树立实事求是、坚持真理的科研精神，摒弃弄虚作假

医学科学研究的对象和性质本身就决定了医学科学研究者必须具备严肃的科学态度、严谨的科学研究作风、严格的科学技术、缜密的科学思维。在医学科学研究中始终坚持实事求是的科学精神是每位医学科学研究者必备的最重要的素质。选题要严肃认真、深思熟虑，注重可行性和实效性，医学科学研究实施必须尊重客观规律，精确可靠；科研成果的认定、应用和推广要公正、公开，对社会负责；既要注重团体合作或多中心协作，又要注意尊重他人劳动成果，保护知识产权，打击学术剽窃行为，促进良好的科研风气的建立；坚持真理、屡败屡战、不断修正试验方法和错误，在医学科学研究事业上为全人类做出卓越的贡献。

（四）慎重对待国家主权、人权问题

严守科研机密，确保民族利益、国家利益不受他国势力窃取，保障国家发明者的专利权。

第二节　医学环境变化对医学科学研究的挑战

20 世纪 70 年代中期，计算机技术、生物工程技术、卫星通信技术等飞速发展，引起了以信息技术为主的新技术革命，使医疗产业结构、经济结构和社会结构发生了翻天覆地的变化。"人类基因组计划" 的实施和进展促进了生命科学和信息科学的结合，使医学的环境产生了巨大的变化，对医学科学研究提出了新的挑战，也带来了新的福利。

一、医学环境的变化

在经济、技术、信息全球化的趋势下，医学环境也在发生着极其深刻的变化。

（一）疾病谱的变化

经济、科学技术和人们生活水平的不断提高，带来了生活方式的改变，近一二十年，疾病谱也发生了巨大的变化。在发达国家，传染性疾病总体上已经得到了很好的控制，发病率逐年降低，但慢性疾病特别是癌症、心脑血管系统疾病、心理疾病和慢性呼吸系统疾病对人类健康的威胁日益增加。由于大部分慢性疾病不可逆，只能对症治疗，延缓病情的发展，期望延长寿命。随着社会的老龄化，慢性疾病、非传染性疾病对病人的负担也在日益加重。发展中国家则仍主要在各种传染性疾病的肆虐中挣扎，传染性疾病是造成死亡的主要原因。

我国近年来疾病谱与死亡谱已接近发达国家水平，但仍有发展中国家的特点；虽然感染性疾病在我国的发病率已经下降，但并没有完全控制，在部分时段、部分地区仍有较高的发病率和致死率，而且新的传染性疾病仍在不断出现甚至流行；慢性非传染性疾病也在不断上升，多重挑战非常严峻。当前我国已经进入防治急性传染病的“第一次卫生革命”和防治慢性非传染性疾病的“第二次卫生革命”并存的新阶段。

（二）医学模式的转变

医学模式已经经历了三个阶段的变化和发展，从单纯医学模式到生物医学模式，再到现在的生物 - 心理 - 社会医学模式。相应的，临床医疗模式也由经验模式向循证医学（evidence-based medicine，EBM）模式转化；护理模式也由生理护理、责任制护理向系统化整体护理模式转变；医院的管理模式由专家管理到 MBA、MPA 管理模式转变。模式的转变也必然带来观念的革新和对健康的多层次追求。由无病及健康到社会、心理、身体的协调统一状态，再到社会、心理、身体、智力、环境多中心的协调发展。亚健康等概念的提出极大地丰富了人们对健康的探索。医疗服务范围也在不断地扩大，三级预防保健的提倡，美容、整形业的兴起，心理咨询中心的建立极大地丰富了医疗服务的范畴。医疗本身不仅要进行生理服务，还要逐渐开展心理服务；社区医疗服务、全科医学的崛起，健康管理、体检逐渐平民化、个体化，生活习惯、生活方式的干预都为当代的医务人员带来了新的机遇和挑战。医学科研工作也要与时俱进，无论是在宏观观察还是在微观分析中都需要面对和顺应这种模式的转变。

（三）卫生资源的相对匮乏

随着人口不断增长、人口老龄化、新技术和新药物的不断应用，人类健康需求的层次在不断提高，全世界都面临着卫生资源不足的挑战，现有的卫生资源与不断增长的卫生需求之间的矛盾不断加剧，在我国更甚。虽然医疗卫生资源有一定程度的增加，但非常有限，而医疗需求的不断出现，医药费用的不断上涨，卫生资源的利用越来越需要优化，增强其有效性。

（四）医学科技的发展

任何一个国家的医疗水平的提高，疾病防治的进步，必然得益于医学科研的进展。医学科学研究，在 20 世纪 50 年代主要是病例分析，20 世纪 60 年代开始是临床与基础结合

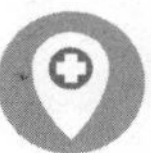

的研究，20 世纪 70 年代才开始走向某些疾病开展临床、基础、现场结合的防治研究，20 世纪 80 年代后，逐渐进入分子生物学水平和基因靶点的研究。

随着医学科学研究的综合化和国际化，国内外的医学科研已经取得了较多的成果。预计在未来，医学研究必然创造更大、更多的医学科研成果。疾病与遗传的关系，基因治疗靶点的重大突破，疾病与环境、心理等各方面必然出现井喷式的发展。微创和无创技术的创新、综合疾病防治方案的更新、新的药物和治疗手段的创新等必然越来越频繁。

二、医学科学研究的基本要求

医学外环境的巨大变化对医学科学研究的发展产生深远的影响，同时也对医学科学研究提出了更高的要求。

（一）创新

科学研究要求有独到的见解，求新、求异、求真。创新是科学研究的灵魂。没有创新，就没有科研的生命力。创新体现出科研的价值，一项医学研究如果没有创新，就只是重复前人的工作。创新分为两个方面。一是原始创新，指在所研究的医学领域创造新的概念、建立新的科研方法或在新的领域内突破。基础医学研究主要就隶属于这一类别。二是次级创新，指对现有的概念、理论或者方法等进行补充和改良。大部分应用型医学研究属于这两类。也就是说创新既可以是在前人研究成果的基础上，超越前人的观点或技术，也可以是否定、修正、补充前人的观点或技术，还可以是独树一帜，选择新的研究方向，刻苦钻研，获得全新的科研成果。

要想在医学科学研究上有所创造、有所成就，就要善于培养创新性思维。如何创新？一是时刻关注所从事行业、学科和领域的研究特点和学术动态，熟悉最新研究成果，培养前沿意识。二是重视学术积累，既要有相关专业或学科领域研究能力、研究方法的积累，又要善于思考，发挥想象力，不故步自封，善于发现或捕捉灵感，及时抓住无意中观察到的偶然现象，重视直觉。三是注意科研思路的转变，中心学科向边缘学科、主流向支流等的转变，不拘泥于一点，发散思维，发现各样的机遇。

创新思维需要对世界保持一种求知的态度，一种思索的状态，我们要努力培养这种追问的勇气和兴趣。

（二）科学思维

科学思维是指在医学科学研究中以唯物主义辩证法的观点来思考问题，把握人和自然界的客观规律、社会发展的普遍联系。逻辑思维模式是科学的思维方式。严格遵循逻辑规律，在概念与概念间或命题与命题间进行推算、演算，证明或否定某一概念或命题。逻辑思维是科学研究中正确思维的必要条件。任何科学研究的成果都是正确逻辑思维的结果。医学概念和命题本身具有很强的逻辑性，所以逻辑思维在医学科研中极其重要。归纳、演绎和类比是逻辑思维的三大重要推理模式。归纳是从个别推出一般，从特殊到普遍的思维方式，其显著特点是“以一推全”或“以少推多”；演绎是从普遍性的前提推出特殊性的结论，是应用很广的思维模式，其显著特点是“以全推一”；类比是从特殊到特殊的一种思维模式，其显著特点是“以一推一”。归纳和演绎构成了一个“从个别到一般，从一般到个别”的辩证思维过程。

逻辑思维应该贯穿于医学科学研究的整个过程，在假设形成和假设验证过程中都有很广泛的应用。假设是根据已经掌握的知识和原理对某一未知事物或发展规律做出的一种推测。在假设形成过程中需要不断运用归纳和类比的思维方式，在假设的验证过程中，需要通过演绎的思维来描述和推理。

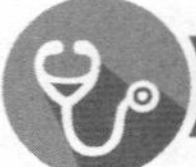

第三节　全科医学的科学研究

全科医学从20世纪60年代成立到现在已经得到了快速的成长和发展，同时全科医学研究也逐渐被接受和重视。作为新兴学科，全科医学较其他专科医学研究来说还存在明显的不足，但必然成为现在及未来发展最重要的课题之一。全科医学研究可以解决全科医疗中存在的问题，更能够确立全科医学的学术地位，从而提高全科医疗的服务质量，发展全科医学教育的内容和开拓新的全科医学教育模式，发现新的全科医学理论和实践、验证全科医学理论。

一、全科医学研究的目的

全科医学研究分为专业性研究和非专业性研究两部分。专业性研究主要包括全科医学基础理论研究、全科医学的科学研究和全科医学临床服务研究。科研者多为从事全科医学教育和全科医学临床服务的研究人员。非专业性研究包括家庭社会学、行为医学、儿童教育学、母婴保健等。此部分科研人员大多由全科医学或相关专科医学领域的专家来承担，可能涉及多学科、多中心、多专业协作。

全科医学研究的目的大致可以概括为以下几点。

（1）完善和发展全科医学理论体系，修正或拓展全科医疗服务范畴；

（2）确定和修订全科医学教育内容，促进全科医学教育的成熟；

（3）巩固全科医学的专业地位和专科地位；

（4）研究和拓展医学上的独特领域，发展全方位、综合性、连续性的社区或家庭照顾医学模式；

（5）评价全科医学教育和医疗，提高全科医学教育和全科医疗的效率和实效。

二、全科医学研究的范畴

全科医学的研究范畴很广，目前还在不断发展和拓展之中，大致可以分为以下几类。

1. 全科医学临床问题的研究

全科医疗中多发病、常见病的预防、诊治和康复过程遇到的各种问题的研究以及特殊病例的报告等。

2. 流行病学研究

全科医学的流行病学研究常有回顾性和前瞻性研究，包括疾病发生及流行的相关情景、个人及家庭的功能状态以及环境因素的研究，对疾病诊断和治疗的评价及危险因素的分析和干预效果研究。

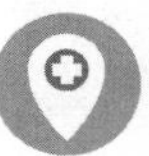

3. 全科医疗服务研究

全科医疗保健服务需求和需求评价，医疗人力资源评估、分布、利用，病人对全科医疗满意度、成本－效益、转诊与会诊效果，以及健康管理与健康教育研究等。

4. 全科医学教育研究

全科医学教育课程设置、教学方法、教学成效，全科医学教育的投入与产出分析、医学生及医师对全科医学的认知和态度，以及形成性评价体系研究等。

5. 行为学及社会学方面的研究

健康与疾病，医患关系、沟通技巧，家庭、社会、文化对健康的影响，个人、家庭、社会压力事件对健康的影响等研究。

6. 人类学研究

全科医师的压力来源，病患与医师文化，医师信用分析等研究。

三、全科医学研究现状

1984 年，Geyman 对美国《家庭医学杂志》所刊载的论文进行统计，结果显示对病人临床照顾和健康服务方面的研究所占的比例最多，社会、心理方面的研究较少。无独有偶，中国台湾家庭医生李孟智对 1979—1992 年台湾家庭医学发表的学术论文进行了统计分析，发现关于医疗服务方面的研究最多。中国大陆从一开始就很重视全科医学研究带动全科医学的教学和医疗服务，但研究者大都来自大专院校，在基层从事社区或全科医疗服务的医务工作者很少，这主要和基层医务工作者的医疗服务重于医学研究的使命有关。从论文种类上看，对病患临床照顾方面的研究较少，对人群健康教育和医疗服务管理方面的研究较多。

（一）全科医学科研的学科基础

全科医学和其他临床学科一样，全科医学的科学研究也需要丰富的基础医学、临床医学和预防医学的理论基础和科研设计、医学统计学等基础知识。但由于学科自身的特点，全科医学科研特别需要以下一些学科的基础。

1. 循证医学

传统医学是以个人经验为主来指导临床医疗活动的，医生根据自己的实践经验、上级医生的指导以及一些教科书和医学期刊的零散的研究报告作为参考来处理临床工作。其结果是一些真正有效的疗法因未公开而长期未被临床大范围采用，一些实际无效甚至有害的疗法可能长期被广泛使用。20 世纪 80 年代以来，由于临床研究特别是随机对照临床试验（RCT）的结果是国际公认的最可靠的依据，随机对照临床实验异常活跃。1979 年，Cochrane 提出各临床专业应对所有随机对照试验结果进行整理并作出评价，并不断地收集新的结果和证据更新这些评价，为临床治疗提供可靠的依据。在此基础上发展出了循证医学的观念，医疗决策尽量以客观的研究结果为依据，临床工作中应根据现有的、最好的科学证据来指导医疗工作。

2. 临床流行病学

John Paul 于 1938 年提出临床流行病学的概念，他认为鉴于病人的社会性，可从群体病人发生事件的概率认证个体病例，临床医学也可以把流行病学方法用于疾病的诊断和治疗。临床流行病学经历了近20年的发展，现代临床流行病学已经将流行病学和卫生统计学方法引入了临床医学领域，从个体的诊治扩大到群体诊治特征的研究，用严格的设计、计算、评价来探索病因、发病机制、诊断及治疗、预后及预防。作为一门方法学的学科，临床流行病学是全科医学科学研究的重要工具。

3. 社会医学或社区医学

立足于社区是全科医学区别于其他专科的最显著的特征。社区是有共同地理环境、共同利益需求的人群或家庭组成的社会实体。社会医学或社区医学是社会学与医学的结合，研究人群健康和社会因素的关系，根据社区主要的卫生需求，推出合适有效的防治措施，促进社区人群的身心健康稳固发展。全科医务工作者更应当应用社会医学知识，评价社区主要的医疗需求，做出社区诊断，确定优先解决的问题并制订方案。

4. 卫生经济学

开展社区卫生服务是抑制医疗费用上涨、优化卫生资源的有效方式。卫生经济学就是研究如何使有限的经济资源能满足社会、居民不断增长的医疗卫生需求，达到卫生资源的最佳配置，作为医疗卫生服务的“守门人”，全科医务工作者在参与医疗保健费用的管理、抑制卫生费用的上涨中有重要作用，全科医学研究要努力探索如何把经济卫生学的基本原理和方法，如成本－效益分析、成本－效果分析、成本－效用分析等运用在全科医疗服务中，提高卫生服务质量，降低医疗费用。

（二）全科医学研究方法

全科医学的研究方法多采用流行病学的研究方法。主要分为观察性研究和实验性研究。观察性研究指研究者在不干预研究对象的情况下，观察各种可能暴露因子是否存在，并测定这些暴露因子对健康的影响。这类研究占了所有医学研究的大部分。观察性研究又分为描述性研究和分析性研究。

1. 描述性研究（descriptive study）

在无对照组的情况下，观察所研究的对象在某时间存在的健康相关特定因素（人、时、地），经量化后描述其分布的情况。

观察性研究多从描述性研究开始，通过收集常规记录的资料或调查资料来描述疾病或健康问题的时间、地点和人群分布特征。如某医院全科医学就诊病人的疾病分布、某社区就诊疾病分布等。描述性研究只提供某疾病或现象的流行病学特征资料，偶尔提供部分病因相关的线索。但描述性研究只能提出假说，不能证实假说。

2. 分析性研究（analytic study）

分析性研究可分为现况研究、实验性研究和病例对照研究。

（1）现况研究。

又称为横断面研究（cross-sectional study），是流行病学研究中最常用的一种研究方式。现况研究是研究特定时间与特定范围内人群有关变量与疾病或健康状况的关系。其特点是所研究的暴露因子与疾病同时存在，探讨其可能存在的联系即相关性。例如，某社区卫生服务中心对500位老人做健康体检，测量空腹血糖并诊断是否患有糖尿病，从而试图明确不同糖尿病病人空腹血糖之间的关系。现况研究具有快速、经济的优点，但由于同时测量暴露因子与疾病，故不能区分先后或因果关系。筛查是现况研究的重要方法，在社区

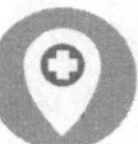

卫生服务中被全科医务工作者广泛使用。

（2）病例对照研究（case-control study）。

又称回顾性研究（retrospective study）。在人群中收集某种疾病病人作为病例组，随机选取与病例组性别、年龄等条件相似的非该病病人作为对照组。在两组对象中用同样的方法，回顾调查有无暴露于欲研究的危险因素及其暴露程度，对比两组的暴露状况，计算该暴露因素与疾病的联系程度，病例对照研究类似于“由果推因”。

（3）实验性研究。

实验性研究与描述性研究不同，它是在研究者直接控制的条件下进行群体实验研究。研究者将人群分为两组，人为地给予某种因素、措施或药物作为试验组，另一组不给这一因素、措施或给予安慰剂作为对照组，随访观察一段时间，比较两组的患病率或死亡率。该研究可以验证疾病与病因或致病因素的假说，评价各项措施的效果。

（三）医学科学研究的步骤

医学科学研究步骤自选定研究题目开始，经历准备阶段、执行阶段、总结阶段，然后才可再进入一个新的研究主题。

1. 准备阶段

（1）选定研究的医学题目。

研究者从日常的医疗卫生保健实践中，大量阅读文献，选择自己感兴趣的研究领域或研究题目，然后通过详细了解该领域的研究现状与未来发展方向，再结合自己现有的条件进行选题。在立题的时候需要考虑到课题的必要性。尽量选与人群健康有重大关系或对医学科学发展有影响的课题，然后考虑其可行性，已经具备的理论支撑、材料、设备、研究人员等基本条件，并通过努力申请课题经费，争取必要的经济支持和人力资源等。

（2）查阅国内外相关文献。

（3）确立假设及研究目标。

（4）澄清研究题目中的相关概念和理论依据。

（5）拟定研究方法。

（6）确定研究对象及抽样方法。

（7）确定研究工具，如研究流程、问卷内容、设备支持等。

（8）确定统计学方法。

（9）设备购置及人员培训。

2. 执行阶段

（1）试点研究或预实验：检验研究计划的可行性。

（2）抽样。

（3）收集资料：依据研究目的和选题的不同，资料收集的方法也不同。一般分为调查法、文献法或实验法。文献法是指利用现有的一手或二手资料，如人口普查、生命统计、疾病统计、病历、调查报告、记录、期刊、报纸、专著等进行资料的收集，是任何医学研究选题必须采用的方法之一。实验法是指在研究课题的要求和需要下，设计实验对研究对象进行观察、记录，取得所需的资料或数据。现场调查是指依据所需要的信息设计调查表格或选用统一的量表，通过信访、访谈等方式，获得资料。现场调查是流行病学研究和社

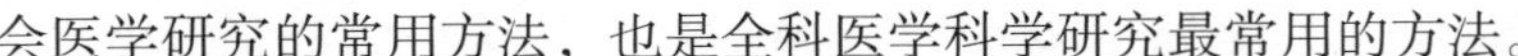

会医学研究的常用方法，也是全科医学科学研究最常用的方法。

3. 总结阶段

（1）统计分析。

（2）撰写研究报告或论文，包括题目、摘要、正文及参考文献。

医学科学研究的质量必须有一定的条件作为保障，全科医学与其他学科不同，其研究范围较广，研究的目的是为人民群众提供优良的服务，因而它的研究范围和条件不同于其他学科。全科医学研究的条件主要有以下三个方面。

第一，形成良好的研究风气。这必须从医学教学入手，由具有全科医学的师资和学术单位来大力宣传和培养。

第二，良好的技术支持系统。全科医师虽然在医学院校经历过严格的训练，又经过优质的毕业后教育，但他们日常的主要任务并不是研究，也缺乏进行研究的基本技能或技术，因此，全科医学的学术单位需要给予学术或技术上的支持，协助基层全科医务工作者做好研究工作。

第三，充足的研究资金。国外的全科医生可以从各种基金会或政府预算中获得一定数量的研究资金以支持研究工作顺利开展。在我国也有各种科学研究基金等多种渠道，如国家自然科学基金，各省市、卫生部门、大学自设的各种研究基金等。此外，随着全科医学的发展，一些民间的学术组织或行业协会也会提供资金。

4. 充足的研究辅助工具

（1）统一的疾病分类系统。

目前，我国大多数医院使用的是世界卫生组织制定的国际疾病分类第九版或第十版（ICD9/ICD10）进行健康资料的分类，而在基层医疗中尚无统一的分类系统，这就为资料的收集、统计和分析造成了障碍，以至于影响国际间信息的交流。国外的基层医疗中多采用由世界全科医师组织 1979 年修订的基层医疗国际分类（ICHPPC-2），以及 1987 年由世界全科医师组织出版并于 1997 年修订的基层医疗国际分类（ICPC），这一分类法顾及了基层医疗健康问题的特点，适合全世界基层医疗的使用，在国内是值得借鉴的。

（2）问题导向性的健康档案。

1969 年 Weed 提出了问题导向性的记录方式，后被广泛应用于病历、健康档案的记录中，包括四个主要部分：病人的疾病资料、问题目录（所有诊疗的问题）、问题描述及病程进展记录。以问题方式记录的病人详细的病历资料，有利于医学研究分析。

（3）参考资料。

文献检索是全科医学科学研究过程中的重要环节，全科医学研究者通过大量的文献回顾可以获得更多的有关全科医学临床研究、临床管理、医学教育、教育项目、学术活动等的各种信息和研究现状，有助于把握研究的方向和研究的开展。

随着电子计算机和网络的发展，全科医学方面资料的检索渠道也逐渐增多，全科医学工作者现在可以通过计算机在网上从相应的数据库中检索想要的各种文献和参考资料。美国国立医学图书馆发展的 MEDLINE（Medical Literature Analysis and Retrieval System Online）广泛被各国医生和研究人员使用。全科医师还可以通过各国医学会的官方网站搜索相关的信息。以下列出一些全科医学会网站的地址，以便医学研究时检索使用。

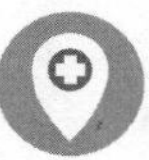

世界全科医师组织（WONCA）：www. globalfamilydoctor. org

世界卫生组织（WHO）：www. who. int

英国皇家全科医师学会（RCGP）：www. rcgp. org. uk

美国家庭医师学会（AAFP）：www. aafp. org

美国家庭医疗专科委员会（ABMS）：www. abms. org

中华医学会全科医学分会：www. cnfd. org. cn

（王兴海）